C'est grave, docteur ?

MARTIN WINCKLER

C'est grave, docteur ?

Ce que disent les patients, ce qu'entendent les médecins

Éditions de La Martinière

SOMMAIRE

À la mémoire de Michael Balint et de Pierre Bernachon,
À la santé de mes camarades et de « leurs » patients...

PROLOGUE

– Qu'entendez-vous par là ?
– Oh, par là, mon bon monsieur, j'entends pas grand-chose !
PIERRE DAC ET FRANCIS BLANCHE

La scène se passe dans une petite commune de la Sarthe au début des années 80. J'étais jeune médecin, je terminais mes études et j'allais bientôt soutenir ma thèse. Je passais une journée de stage chez un médecin généraliste. Une patiente entre. En s'asseyant, elle dit : « Je viens vous voir parce que *j'ai pas vu* depuis trois mois. » J'écarquille les yeux. Cette femme d'à peine 30 ans n'a pourtant pas l'air aveugle ! Manifestement tendu, le praticien lui répond : « Ah ! Et… vous voulez le garder ? » Cette fois-ci, c'est la femme qui écarquille les yeux.

Si la phrase prononcée par la patiente m'avait surpris, elle était parfaitement intelligible pour mon maître de stage : elle signifiait simplement, dans le parler local, qu'elle n'avait pas *eu ses règles* depuis trois mois et qu'elle était probablement enceinte. Mais la légalisation de l'IVG datait de quelques années à peine et le praticien avait immédiatement craint que cette femme enceinte lui demande une IVG. Il n'en était rien. C'était sa première grossesse, elle l'avait désirée, elle s'en réjouissait mais – peut-être à cause de la solennité du cabinet médical, peut-être aussi à cause de ma présence – elle ne souriait pas. Cette absence de sourire avait été interprétée par le médecin comme la marque d'un mécontentement.

Cette scène m'est toujours restée en mémoire : elle illustre parfaitement la double incompréhension qui peut exister entre patients et médecins. Cette incompréhension naît du double sens que peuvent receler les mots lorsque deux interlocuteurs n'entendent pas ces mots de la même oreille. Or patients et médecins n'ont ni la même oreille, ni le même vocabulaire, ni – et c'est le plus important – *les mêmes intentions*.

Patient, je le suis comme tout le monde, y compris lorsque celui ou celle qui est malade est un de mes proches. J'attends et je demande qu'on m'explique en termes simples ce qui m'arrive, ce qu'on me fait. Mes questions ne sont pas nécessairement destinées à « vérifier » la compétence du médecin – il suffit de regarder ses yeux, ses mains, sa bouche, pour voir qu'il est gêné ou sûr de lui, perplexe ou rassurant – mais à comprendre quelles conséquences une maladie, un traitement ou une hospitalisation éventuelle auront sur ma vie. Tout patient que je suis, j'ai des exigences. Même si je me sens démuni, dépendant, fragilisé, je ne perds pas pour autant le sens de *mes réalités*.

Étudiant, j'ai toujours plus appris au contact des patients et des soignants qu'en tendant l'oreille dans les amphithéâtres ou en m'abîmant les yeux sur les polycopiés. Il m'est vite apparu que le métier de soignant était avant tout un métier de langage et de négociation : il ne suffit pas d'écouter, il faut s'efforcer de comprendre. Il ne suffit pas de croire qu'on a compris, il faut vérifier qu'on a compris la même chose que l'autre. Il ne suffit pas d'expliquer au patient ce qu'on va faire, il faut s'assurer que les explications – si bienveillantes soient-elles – ne déclenchent pas des inquiétudes inattendues, que les décisions ne provoquent pas des souffrances inutiles. Un jour, une jeune femme à qui je venais de dire « je vais vous faire un frottis vaginal et ensuite, j'enverrai les lames au laboratoire » m'a demandé : « Qu'est-ce que vous allez couper, avec vos lames ? » J'ai commencé par rire puis, voyant qu'elle ne trouvait pas ça drôle, je lui ai montré que les « lames » dont je parlais n'étaient en rien coupantes : ce sont de petits rectangles de verre sur lesquels on étale les sécrétions du col de l'utérus recueillies avec un coton-tige. On les pulvérise ensuite d'un produit spécial qui empêche les cellules recueillies de s'altérer et on les envoie au laboratoire où un biologiste les place sous un microscope pour les examiner… Depuis ce jour, je prends la précaution d'expliquer ce qu'est un frottis et je montre les instruments anodins avec lesquels je vais le faire.

Aucun médecin ne devrait oublier qu'il a été, qu'il est encore, patient et étudiant. Autrement dit, *qu'il n'a pas toujours été médecin*. Le savoir change notre manière d'appréhender le monde. Il devrait nous rapprocher des autres – et non nous les aliéner. Mais le savoir médical peut avoir des effets pervers. Les livres de médecine répertorient des listes de signes et de symptômes qui, une fois associés, doivent immédiatement attirer l'attention du praticien et lui évoquer une maladie précise. Dès ses premières années de formation, on attend de l'étudiant en médecine qu'il écoute, qu'il regarde, qu'il note, qu'il soit attentif. On lui apprend à lire des signes (ce qu'il voit ou décèle sur le corps du patient), à écouter des symptômes (ce que le patient dit éprouver) et à les interpréter afin d'en identifier la cause et d'élaborer un diagnostic. En théorie, un ensemble donné de signes et de symptômes n'oriente que vers une maladie et une seule, de la même façon que les pièces d'un puzzle ne donnent, une fois assemblées, qu'une seule image recomposée. Mais dans la réalité, l'homme (ou la femme) qui entre dans un cabinet médical exprime des symptômes qui ne sont pas « formatés », « calibrés » comme dans les livres de médecine : il (ou elle) souffre de choses imprécises – vagues douleurs, petits malaises, tristesse, fatigue, manque d'appétit ou difficultés à dormir – qui lui gâchent la vie et l'inquiètent – seraient-ils les signes annonciateurs d'une maladie grave ? – mais qui n'évoquent rien de précis pour le médecin.

Désarçonné par l'imprécision des plaintes exprimées et irrité par l'incapacité du patient à les préciser, le médecin – surtout s'il manque d'expérience, de temps ou de patience – est tenté de répondre que « vous n'avez rien ». Cette réponse, que le praticien veut rassurante, est très mal reçue. Si le patient est entré dans le cabinet ce jour-là, *c'est bien parce qu'il a quelque chose* ! Sinon, aurait-il pris la peine de demander un rendez-vous et de patienter une heure ou deux dans une salle d'attente pleine à craquer ? On devine donc sans peine que dans ce « vous n'avez rien », le mot « rien » ne peut pas avoir la même signification pour l'un et pour l'autre. Le médecin voulait dire :

« Je suis certain que vous n'avez *rien de grave.* » Le patient comprend : « Vous n'avez *rien qui mérite mon attention.* »

Plus de vingt années d'exercice et une participation régulière à des groupes Balint m'ont permis de comprendre que la demande apparente d'un patient – ce que les médecins appellent le « motif de consultation » – est souvent un prétexte. Je ne veux pas dire par là que les patients consultent sans validité, pour de fausses raisons. Mais s'ils entrent avec une raison qui paraît futile au médecin, c'est parce que ce qui les amène est difficile à exprimer, parce qu'ils ne parviennent pas à pointer du doigt ce qui ne va pas et sont parfois conduits à formuler leur demande de manière indirecte, détournée, en pensant que le médecin saura les aider à y voir plus clair. Quand le professionnel demande « qu'avez-vous ? », le patient peut être tenté de répondre : « Ben, c'est à vous de me le dire ! Moi, je ne suis pas médecin. » C'est parce que la plupart des individus accordent la plus grande confiance au médecin qu'ils sont extrêmement déçus lorsque ce dernier ne répond pas à leur attente ou traite leurs interrogations par le mépris.

Quand une personne fait l'effort de dire ce qu'elle ressent – c'est loin d'être toujours facile –, elle est en droit d'attendre qu'on l'ait comprise. « Il n'a pas écouté. Il ne m'a pas expliqué. » Tels sont les reproches les plus couramment adressés aux médecins. Et beaucoup de médecins se défendent d'avoir commis pareille faute. Ils écoutent mais, parfois, ne comprennent pas : les patients voulaient dire autre chose que ce qu'ils ont été capables de formuler et les médecins les ont pris au mot ou bien sont allés chercher midi à quatorze heures – comme cela m'est arrivé souvent. Parfois les médecins expliquent, mais s'ils délivrent une réponse à une question qui ne leur a pas été posée – réponse parfois destinée à se rassurer eux-mêmes plutôt que leur patient –, comment cette réponse pourrait-elle satisfaire leur interlocuteur ?

Que les facultés de médecine inculquent aux soignants en formation une terminologie et un jargon inintelligibles pour les autres complique davantage les choses. L'incompréhension ou la confusion peuvent ainsi être aggravées par l'emploi d'un terme banal pour le médecin mais inquiétant pour le patient. Les mots que l'on dit ne sont pas des mots en l'air. Les phrases ont un sens, mais ce sens n'est pas le même pour tout le monde.

Que signifient les phrases, les mots, les termes les plus simples, les plus communs en apparence – visite, auscultation, ordonnance, radio, intervention, toucher vaginal, palpation, dossier, urgence – quand ils sont prononcés par un médecin ou par un patient ? N'ont-ils pas toujours un double sens ? Quand l'autre me tend le mot « tumeur », que dois-je comprendre ? Quelle charge de chagrin, de peur, de colère – tumeur n'est pas nécessairement synonyme de cancer – ce simple terme contient-il ? Et signifie-t-il rigoureusement la même chose selon qu'il est prononcé par – ou devant – un patient, un médecin, un membre de la famille, un journaliste ? Au travers de quelques termes, phrases et histoires, c'est cette zone de brouillard, de brouillage entre soignants et soignés que je veux aborder dans ce livre qui n'est ni un traité, ni un dictionnaire, ni un essai de linguistique comparée, mais une suite de réflexions sur le langage des maux.

I. LE PATIENT, LE SOIGNANT ET LA MALADIE

Hier soir, en le déshabillant, vous avez découvert sur la peau de votre enfant une multitude de petites cloques pleines d'eau. Vous en aviez déjà remarqué une ou deux il y a deux jours. Depuis, elles se sont multipliées. À présent, il en a sur tout le corps : sur le cuir chevelu, dans la bouche, sur les organes sexuels… Les premières cloques se sont rompues, d'autres sont apparues, l'enfant se gratte comme un fou et vous dit que trois de ses camarades n'étaient pas à l'école aujourd'hui parce qu'ils sont malades…

Sans que vous ayez eu besoin de réfléchir longtemps, vous avez fait une addition : enfant + cloques sur tout le corps + démangeaisons + épidémie à l'école ; et une phrase vous est venue aux lèvres : « Il a la varicelle, ce môme ! » Félicitations. En associant mentalement des symptômes, des signes et une expérience, vous venez de faire un diagnostic.

Le *symptôme* est ce que le patient ressent : une douleur, un malaise, un vertige ou, ici, une terrible envie de se gratter. Le *signe* est ce que le soignant observe sur le corps du patient : en l'occurrence des cloques qui apparaissent par vagues successives sur tout le corps d'un enfant. Par extension, les signes sont aussi ce que le soignant distingue, ou déduit, en lisant les examens : analyse de sang, radiographie, électrocardiogramme. Quant à l'expérience – qui vous a permis de faire le diagnostic –, elle peut venir de plusieurs sources : vous vous êtes peut-être souvenu de votre propre varicelle ou vous en avez peut-être déjà rencontré les effets sur l'un de vos enfants ou sur les enfants des autres. Fondamentalement, la démarche du soignant pour faire un diagnostic est la même que celle que vous avez faite intuitivement. Pendant leurs études, les médecins sont invités à mémoriser des listes de symptômes et de signes organisés comme des recettes et à examiner d'innombrables malades pour, idéalement, pouvoir leur appliquer un diagnostic fiable de manière rapide. La démarche diagnostique, centrale dans la formation des médecins, paraît simple à acquérir. Mais elle se heurte à des obstacles de taille, tous liés à la communication entre le patient et le soignant.

Car, si le médecin apprend à lire et à reconnaître les signes puis à en tirer des conclusions qui lui permettent d'identifier la maladie, seul le patient sait *quels symptômes il ressent*. Pour les connaître, le médecin doit l'écouter décrire, avec un vocabulaire non médical, ce qui lui est arrivé. La médecine est, entre autres, devenue une discipline scientifique en recensant les signes et les symptômes et en les regroupant en un « syndrome » (ensemble de signes et de symptômes pouvant provenir de plusieurs maladies) ou en « tableau typique » d'une maladie donnée. Dans le meilleur des cas – la varicelle, par exemple – symptômes et signes n'évoquent qu'une seule maladie. Mais cette conjonction des signes et des symptômes est, en réalité, une situation rare. Toutes les maladies se manifestent par des signes d'intensité différente d'une personne à l'autre : certains enfants sont couverts de vésicules quand d'autres en ont trois ou quatre, si bien qu'on entend les parents demander s'ils ont fait une « vraie » varicelle. La familiarité avec les maladies varie d'une région à l'autre : en France, tout le monde, ou presque, connaît les symptômes de l'angine, de la grippe et, même, dans les grandes lignes, ceux de la cirrhose du foie. Mais combien savent reconnaître un paludisme – ou même l'avoir à l'esprit – en voyant un adulte grelotter de fièvre ? Les maladies simples, identifiables grâce à quelques signes, sont rares ; les maladies complexes – dont les signes sont multiples et n'apparaissent jamais tous en même temps ni forcément dans le même ordre – sont beaucoup plus nombreuses. En outre, chaque personne éprouve ses symptômes différemment, car chaque corps a ses repères et sa sensibilité propres : telle personne se brûle en touchant un plat qu'une autre n'a pas de mal à saisir ; deux enfants du même âge sont qualifiés l'un de « douillet », l'autre d'« endurant à la douleur » ; tel patient ayant une angine de poitrine souffre dès qu'il se met à marcher un peu vite alors que tel autre ne sent rien jusqu'au jour de son infarctus. La description des symptômes est aussi variée que les patients eux-mêmes : pour une douleur de même origine, on entendra dire indifféremment : « ça tire », « ça m'élance », « ça me tord », « ça me déchire ». L'expérience des médecins varie évidemment beaucoup, selon qu'ils ont fait leurs études dans un petit hôpital de province où la médecine n'est pas très spécialisée, ou bien dans un CHU pratiquant la procréation assistée, les greffes d'organes et la neurochirurgie de pointe. Pour achever le tableau, la « maladie » que présente le patient peut n'être pas encore très bien connue – comme c'était le cas du sida au milieu des années 80. Enfin – et c'est peut-être la situation la plus fréquente –, on peut ressentir des symptômes et présenter des signes sans être malade.

Quand un patient entre dans un cabinet médical, il a rarement fait le diagnostic de ce qui le fait souffrir. Il sait plus ou moins précisément ce qui le gêne : une douleur, une incapacité à accomplir des actions ou des gestes quotidiens, une inquiétude, un problème administratif ou médico-social dont le médecin lui semble être la clé. Mais il n'en connaît pas tous les tenants et tous les aboutissants. Qu'il consulte parce qu'il a perdu l'appétit et vingt kilos en trois mois ou parce qu'il a la « crève », il a besoin qu'on lui dise si c'est grave ou non. Il a beau avoir quelque idée sur la part psychologique ou organique de ce qu'il ressent, il n'est pas apte à la mesurer précisément. Il peut imaginer connaître le traitement dont il a besoin et se tromper du tout au tout. Bref, il est dans le brouillard et demande au médecin de lui tendre la main pour lui permettre d'en sortir. Le patient, dont la vision est subjective, attend du médecin, réputé objectif, de lui dire ce qui se passe.

Or les médecins français sont formés pour recueillir les symptômes et les signes que leur présentent les patients et les faire correspondre aux descriptions enseignées dans les cours et les livres. C'est le principe de la « grille diagnostique », sorte de *check-list* que le praticien doit remplir dans sa tête et sur le papier pour identifier les maladies. Et ce sont les maladies, entités théorisées mais éminemment variables dans leurs expressions, qui constituent la principale préoccupation des médecins. Elles sont la justification de leur fonction, de leurs gestes, de leurs prescriptions, de leurs honoraires. À l'heure où j'écris, la plupart des facultés de médecine françaises ne pratiquent pas d'enseignement de psychologie aux futurs praticiens, ignorent l'influence de l'inconscient dans les manifestations et la perception de la maladie, passent sous silence la part de subjectivité de l'exercice médical et refusent d'aborder de front la place de la mort, du désir, du dégoût, de l'illusion sacerdotale et des croyances magiques : l'enseignement de la médecine considère la relation soignant-soigné comme secondaire comparée à la « rigueur scientifique » dont doit faire preuve tout praticien.

De sorte que, confrontés à des personnes qui ne sont pas atteintes d'une maladie répertoriée mais qui se plaignent de sensations étranges, évoquent des diagnostics farfelus et leur font des demandes qui paraissent étrangères à leur formation – « Je veux un arrêt de travail... » « Je ne supporte plus mes enfants... » « Je voudrais faire hospitaliser mon père grabataire pour pouvoir me reposer... » « Je voudrais être sûr de n'avoir pas de cancer... » « Je voudrais être certaine que, cette fois-ci, on aura un garçon et pas une septième fille » –, beaucoup de médecins s'interrogent : pourquoi ces gens *qui n'ont rien*, qui ne souffrent d'aucune maladie répertoriée, viennent-ils les voir ? Pour les embêter ? Pour les mettre en échec ? Pour pouvoir tirer au flanc et ne pas aller au boulot ? Ces interrogations et ces soupçons, les patients les perçoivent ou les devinent. Et ils ne supportent pas, alors qu'ils se sont mis à nu physiquement et affectivement, d'être considérés comme des enquiquineurs, des pervers ou des simulateurs !

J'ai parfois le sentiment que lorsque la relation de soins les déçoit, les Français en reviennent à Molière ou à Knock : les patients sont des malades imaginaires ou des ignorants revendicatifs, les médecins des professionnels incompétents ou des escrocs.

Dans ces conditions, comment pourraient-ils s'entendre ?

LES MAUX ET LEURS DITS

La santé, telle que la définit l'Organisation mondiale de la santé (OMS), est « un état de bien-être physique, psychologique et social complet ». Autant dire que peu d'individus, sur cette planète, sont en bonne santé. Et quand ça arrive, ça ne dure pas très longtemps. Car le corps humain souffre plus souvent qu'il ne jouit. Il est probablement impossible à quiconque de ne jamais souffrir physiquement ou moralement et, pour paraphraser Georges Perec, la vie consiste souvent à se déplacer en faisant son possible pour ne pas se cogner. Quoi qu'on fasse, le corps est sensible. Tous nos organes, ou presque, ont des moyens de nous dire qu'ils fonctionnent de travers, qu'ils souffrent. Il n'est pas toujours simple pour le médecin d'expliquer les souffrances d'un autre ; il ne l'est pas plus, pour le patient, d'expliquer les siennes. Pour dire sa douleur ou sa gêne, tout le monde – dans ce pays du moins – recourt à des repères topographiques. On a mal à un endroit du corps

– organe, membre ou zone – et, selon l'emplacement de la zone en question, les explications pseudo-scientifiques, symboliques ou sacrées abondent. En effet, le cerveau ne se contente pas de percevoir les douleurs multiples et variées dont notre corps est coutumier : il leur attribue aussi une signification issue de notre éducation, de la culture ambiante, de nos fantasmes et des opinions que nous nous forgeons au travers de nos lectures et des médias.

La douleur trompeuse

Curieuse chose que la douleur. Si, comme je l'ai dit, la perception de la douleur est variable d'une personne à l'autre, son expression l'est encore davantage : l'éducation et la culture sont pour beaucoup dans la manière dont on manifeste que l'on souffre.

Dans le vocabulaire du médecin, les douleurs ne sont pas toutes identiques et répondent à une grille précise. Il y a des douleurs spontanées (« j'ai mal à la tête »), des douleurs provoquées (« j'ai mal à l'épaule dès que je fais ce geste... » ou « quand vous appuyez là, docteur, ça fait mal »), des douleurs vives, des douleurs sourdes, des douleurs battantes, des douleurs transfixiantes, des douleurs exquises...

En revanche, les termes employés par le patient ne sont pas codés selon une grille préétablie. Il est rare qu'il décrive au médecin sa douleur avec les termes appropriés. Essayer de les faire correspondre aux termes admis par la Faculté n'est pas toujours facile d'autant que, d'une région à l'autre, d'une culture à l'autre, d'une personne à l'autre, leur sens peut différer.

Cela ne pose pas problème si la douleur est accompagnée d'autres symptômes évocateurs. Le rôle du médecin consiste en effet à chercher ce qui, en plus de la douleur, évoque la souffrance d'un organe. Si la douleur survient pendant les règles, par exemple, il est légitime de penser que l'utérus souffre en se contractant ; si elle s'accompagne de bruits, de gaz ou d'une diarrhée, elle est d'origine digestive, etc. Lorsqu'il s'agit d'une douleur isolée dont la localisation est vague – le ventre ou, plus vague encore, le bas-ventre –, c'est plus problématique.

Il existe une autre source de confusion : une douleur située par le patient à un endroit donné peut avoir son origine ailleurs. Pourquoi ? Parce que les nerfs qui perçoivent la douleur fusionnent avec d'autres nerfs en rejoignant la moelle épinière. Le cerveau peut alors percevoir une douleur ailleurs que dans la zone qui la produit. L'illustration la plus connue de ce phénomène est la « douleur fantôme » que les amputés continuent de ressentir sur un membre ou un doigt coupés. La cause de cette perception erronée est un nerf ou un groupe de nerfs, eux aussi sectionnés, dont l'extrémité inflammatoire continue à envoyer des informations que le cerveau interprète comme venant du membre disparu. En dehors de cette situation extrême, les douleurs « projetées » – c'est-à-dire perçues dans une zone ou un organe différents de ceux qui sont atteints – sont nombreuses : une colique néphrétique due au blocage d'une voie urinaire peut se manifester par une douleur dans un testicule ; une contracture douloureuse entre deux vertèbres dorsales peut produire une douleur au creux de l'estomac ; à l'inverse, un ulcère digestif peut provoquer un mal de dos si l'ulcère est situé sur la paroi arrière de l'estomac.

La douleur ignorée

La cause de la douleur ne se laisse pas toujours immédiatement identifier. Ce que le patient attend, cependant, est qu'on la fasse taire. Il était habituel, autrefois, d'entendre les professeurs de médecine dire à leurs étudiants que la douleur devait être « respectée ». Ils suggéraient ainsi que soulager la douleur, c'était risquer de brouiller le diagnostic : si le patient cessait rapidement de souffrir, comment la douleur pourrait-elle guider le médecin dans ses explorations ? Une fois soulagé, se sentirait-il encore malade ? Souffrir n'est-il pas indispensable ? Le catholicisme et la valorisation qu'il fait de la douleur rédemptrice ont ainsi permis, pendant longtemps, de laisser des patients souffrir sans protester... ou en se faisant rabrouer lorsqu'ils le faisaient.

Cette vision des choses pourrait être caricaturale si elle n'était sous-tendue par une réalité relativement simple : personne n'a envie d'être malade. Quand on ne souffre pas, on ne va pas chez le médecin. Quand on est seulement gêné, on évite également d'aller consulter, « des fois qu'il me trouve quelque chose ». Lorsque j'étais étudiant, l'un des chirurgiens chez qui j'étais en stage toussait sans cesse. Il avait été un grand fumeur, ne l'était plus mais continuait à tousser. Son anesthésiste lui proposait régulièrement de lui faire une fibroscopie des bronches. Le chirurgien répondait : « Il vaut mieux vivre en toute innocence... » Les médecins sont des hommes ; comme tous les hommes, ils préfèrent souvent ne pas savoir ! Mais leur comportement à l'égard de ce qui conduit les patients à consulter n'est pas toujours cohérent. Ainsi, beaucoup de médecins, une fois leur diagnostic établi et le traitement mis en route, « oublient » de prescrire des antalgiques à un patient qui souffre. Dans leur esprit, la douleur-symptôme disparaîtra avec la maladie, il n'y a donc qu'à attendre ! On sait aujourd'hui que les choses ne sont pas si simples : écrasé par la douleur, le cerveau peut se « fixer » sur celle-ci et continuer à la ressentir lorsque la cause a disparu. De même, on a longtemps cru qu'un enfant silencieux ne souffrait pas alors que, en réalité, le petit enfant qui souffre se replie sur lui-même et se tait.

La douleur qui fait sens

Avec l'amélioration des connaissances sur la douleur, les attitudes médicales commencent à changer. Elles changeront de plus en plus à mesure que les patients sauront, eux aussi, pourquoi et de quoi ils souffrent. C'est d'autant plus nécessaire qu'on reproche aujourd'hui à beaucoup de patients de consulter pour tout et pour rien. Or, pendant longtemps, les médecins leur ont reproché de ne pas avoir consulté assez tôt, d'avoir trop attendu, trop tardé, laissant ainsi évoluer une maladie grave – au point parfois d'être mortelle. La difficulté réside précisément dans la possibilité de distinguer ce qui est grave de ce qui ne l'est pas. Spontanément, chacun de nous préfère minimiser un symptôme, surtout s'il ne se sent pas malade. S'il fallait en croire les médecins, en revanche, le moindre symptôme pourrait être le signe avant-coureur d'une catastrophe. Dans ces conditions, comment faire la part des choses ?

Aux yeux d'un médecin, un symptôme signifie rarement quelque chose à lui seul. Il prend sens dans un contexte, un ensemble. Si ce n'est pas le cas, le médecin a tendance à penser que le symptôme n'a pas de signification. Il n'en va pas de même pour le patient. S'il souffre, cela doit bien vouloir dire quelque chose.

« J'aimerais bien comprendre ce que signifie cette douleur », me disait un homme qui souffrait depuis longtemps. C'était une douleur étrange, qui survenait sans prévenir, la nuit. Elle le réveillait, l'empêchait de dormir, l'obligeait à se lever pour prendre un calmant… qui ne le calmait pas. Il ne savait pas la localiser : elle ressemblait à une colique, mais ce n'en était pas une. « C'est comme si j'avais une aiguille à tricoter quelque part dans le rectum. » Cette douleur le tracassait depuis plusieurs années, elle ne s'accompagnait d'aucun autre symptôme, elle ne le gênait pas dans sa vie quotidienne (il ne la sentait jamais dans la journée) et, comme elle n'était pas très fréquente – une ou deux fois par trimestre, tout au plus –, elle ne l'inquiétait pas vraiment. Il avait fini par consulter un gastro-entérologue qui avait fait le diagnostic de *proctalgie fugace*. Ce qu'il faut traduire par : douleur du rectum de cause inconnue. Sa douleur avait un nom mais pas d'explication scientifique. Comme le spécialiste lui avait prescrit des antalgiques adaptés, il savait dorénavant comment la calmer, mais se perdait en conjectures sur ce qu'elle pouvait bien signifier. Je lui demandai ce qu'il voulait dire. Il me répondit : « Chaque fois que je sens cette douleur, je me remémore la journée écoulée, ce que j'ai mangé au dîner, les conversations de la soirée et, même, les rêves de la nuit pour essayer de découvrir si quelque chose la déclenche. Parce que, voyez-vous, j'ai du mal à admettre que je puisse souffrir sans raison. Quand j'ai mal, c'est bien parce que mon corps veut me dire quelque chose, non ? »

Tous les symptômes ont un sens, encore faut-il le découvrir et ne pas se méprendre. Le monde médical est, certes, très puissant dans ses capacités diagnostiques et thérapeutiques mais il est, lui aussi, victime de modes, de préjugés et de fantasmes et n'échappe pas aux peurs incohérentes. Des symptômes « carrés » peuvent donc induire en erreur des praticiens chevronnés.

Pour illustrer ce propos, je livrerai deux anecdotes authentiques. Une petite fille âgée de 2 ans à peine entre dans un hôpital pour un bras cassé. Les radiographies montrent qu'elle a fait de multiples fractures depuis sa naissance. L'équipe qui la soigne en déduit qu'il s'agit d'une fillette maltraitée et la signale au juge pour enfants, lequel met en route une procédure de placement. Un an plus tard, une autre équipe diagnostique « une maladie des os de verre » – affection rare mais connue des médecins –, qui provoque une fragilité excessive des os… et se manifeste par des fractures spontanées.

Un tout petit enfant est hospitalisé dans le coma. On découvre qu'un hématome s'est constitué à l'intérieur de sa boîte crânienne. Il n'a pas de fracture du crâne qui puisse expliquer l'hémorragie mais on apprend que la mère a déjà perdu, par le passé, deux autres enfants dans des circonstances analogues. On envisage sérieusement qu'il s'agisse d'une mère violente ou infanticide... jusqu'au moment où l'on découvre que l'enfant présente une anomalie génétique de la coagulation, plus rare que l'hémophilie, et responsable d'hémorragies...

De la suspicion au partage

Des histoires comme celles-là illustrent une situation malheureusement beaucoup trop fréquente. La médecine moderne ne s'est pas encore affranchie de deux travers : la croyance excessive en une technologie de plus en plus calibrée et la suspicion quasi systématique envers les patients dont le « tableau clinique » n'entre pas dans les grilles établies. De sorte qu'un signe inquiétant, lorsqu'il n'est pas clairement attribuable à une cause identifiable, peut faire peser de lourds soupçons sur le patient ou sa famille, quelles que soient leurs déclarations d'innocence. Certes, les médecins croisent des parents qui maltraitent leurs enfants, des patients qui pratiquent l'automutilation ou des simulateurs. Certes, il existe des symptômes spectaculaires – troubles visuels, douleurs, paralysies sans cause organique démontrée – qui peuvent être le résultat d'une névrose d'hystérie. Mais tout ce que les médecins ne comprennent pas ne s'explique pas ainsi.

La suspicion systématique provoque également une implication croissante des médecins – et du médical – dans le judiciaire, de sorte que les patients ont parfois le sentiment que tous les signes qui seront découverts par le médecin pourront être retenus contre eux. On peut d'ailleurs se demander si l'inquiétude grandissante des médecins français devant la multiplication des actions en justice intentées par les patients n'est pas proportionnelle à – et induite par – cette suspicion « naturelle ». Et l'on en revient au sens caché de la maladie. Dans la culture chrétienne, on souffre de ses péchés. Lorsqu'un patient est malade, le médecin doit découvrir la maladie responsable. S'il n'en trouve aucune, c'est que le patient est coupable de faire semblant, de faire exprès... Malgré ce que pourrait laisser croire la référence permanente à l'inconscient dans les émissions grand public, la médecine française a toujours été – et reste – extrêmement opposée aux hypothèses freudiennes et à toutes les formes de psychologie théorique ou appliquée. Pour quelle raison ? Parce que admettre qu'un patient a un inconscient et que cet inconscient (le) travaille, c'est admettre que le médecin en a un, lui aussi.

Le médecin et la douleur

Lors d'une formation médicale continue à laquelle j'avais été convié, en 1999, je vis un généraliste se lever, en colère, et me dire : « Nous n'avons pas attendu la publication de *La Maladie de Sachs* pour traiter la douleur de nos patients. » Je lui répondis que je n'en doutais pas en ce qui le concernait, mais que son attitude n'était pas unanimement suivie sur le territoire français. Alors qu'il soutenait mordicus que le traitement de la douleur était correctement prescrit dans tous les hôpitaux et toutes les cliniques de l'Hexagone, deux autres médecins prirent la parole. Le premier raconta qu'il avait été hospitalisé dans une clinique voisine pour une colique néphrétique. Comme il y était arrivé de nuit, il avait dû attendre plusieurs heures avant qu'on lui donne ce qu'il fallait pour le soulager. Il aurait pu dire lui-même à l'infirmière de garde ce qu'il convenait de mettre dans sa perfusion, mais quand un homme est dans un lit, peu importe qu'il soit médecin et sache quoi faire, il devient incompétent. Et s'il n'y a pas de praticien de garde…

Ce que le second médecin raconta était encore plus édifiant : il avait subi une intervention bénigne du genou, un ménisque ôté par arthroscopie, c'est-à-dire sans geste chirurgical important. On lui avait fait une anesthésie locale tout à fait efficace mais, bien entendu, quelques heures après, une fois passé l'effet des médicaments, la douleur s'était réveillée. Sollicitée pour un calmant, l'infirmière avait répondu qu'il n'en était pas question : l'anesthésiste n'avait laissé aucune instruction, elle ne pouvait rien lui donner. Il avait argué du fait qu'il était médecin et qu'il pouvait envoyer sa femme lui chercher quelque chose à la pharmacie voisine. L'infirmière avait répondu qu'il pouvait faire ce qu'il voulait mais que, sans instructions précises des médecins dont elle dépendait, ses mains étaient liées.

Dans le silence qui suivit le récit de cette histoire récente, le médecin qui l'avait racontée reprit en soupirant : « Enfin, je l'avais bien mérité. » Je lui demandai pourquoi il disait une chose pareille et il s'expliqua. « Voyez-vous, je suis gastro-entérologue. Depuis vingt ans, je fais des coloscopies [1]. Pendant dix ans, j'ai fait des fibroscopies sans anesthésie et on était deux à souffrir : le patient allongé sur la table avec mon appareil dans le cul, et moi, qui le lui enfonçais. Au bout de dix ans, je suis allé demander à l'anesthésiste de la clinique dans laquelle je travaillais si on ne pouvait pas les endormir. Il m'a répondu que si, bien sûr. Et depuis dix ans, je fais ça sous anesthésie et plus personne ne souffre... » Je demandai : « Mais pourquoi vous a-t-il fallu dix ans pour modifier votre façon de faire ? » Il me répondit cette phrase extraordinaire mais qui résume à elle seule un grand nombre de comportements figés dans la profession médicale : « Parce qu'on m'avait appris à faire comme ça ! »

1. Examen qui consiste à introduire par l'anus un appareil constitué de fibres optiques, que l'on remonte sur tout le trajet de l'intestin...

LES MOTS D'UNE PROFESSION

Pour comprendre ce qu'est un médecin, comment il pense, comment il se voit et comment, par extension, il voit le monde alentour, il est indispensable de se familiariser avec les mots de la profession médicale. Évidemment, le jargon médical technique est si abondant qu'il serait vain de vouloir tout traduire. Mais les mots les plus riches de sens, ceux qui portent le plus à confusion, ne sont pas les termes techniques : ceux-là paraissent opaques au néophyte mais lui deviennent univoques lorsqu'il en apprend la définition. Les termes qui me paraissent poser le plus problème sont les plus anodins parce que, justement, ce sont des mots ou des noms communs, utilisés aussi bien par le public que par les professionnels – mais dans des sens différents. Voici un petit inventaire non exhaustif.

Docteur / le docteur

Dans le langage courant, le docteur, c'est le médecin. On le fait venir, on va le voir, on se confie à lui. Il sait ce qui nous mine car il connaît l'homme et ses souffrances : son diplôme de docteur en médecine est là pour l'attester. Plus encore, le mot « docteur » est assimilé à la capacité de soigner. Or les biologistes et les radiologues, les médecins du travail, les médecins-conseils de la Sécurité sociale ou des compagnies d'assurances sont tous docteurs en médecine. Mais, le plus souvent, ils ne soignent pas : ils manipulent des prélèvements sanguins ou analysent des tissus, examinent et interprètent des radios, donnent des avis sur des dossiers et, parfois, examinent des patients. Mais ils ne prescrivent pas de traitement. Un docteur en médecine n'est donc pas toujours un soignant. À l'inverse, ni l'interne qui s'est occupé de vous, de votre mère ou de votre enfant lors d'une récente hospitalisation ni le jeune remplaçant de votre médecin de famille ne sont docteurs en médecine. Ça ne vous empêche pas de les appeler « docteur », et ça ne les empêche pas de soigner. Mais dans notre pays, les diplômes comptent plus que les actes.

Art médical

« La médecine n'est pas une science, c'est un art. » On peut lire cela dans beaucoup de livres... et probablement dans tous les comptes rendus de l'Académie de médecine ! Mais l'art, c'est intuitif, subjectif, esthétique. Ça illumine l'esprit mais ça n'est pas très efficace sur une appendicite, et les personnes qui se servent de leur corps comme d'« un support artistique » ne sont pas légion. Celui qui exerce la médecine accompagne, console, soulage, répare, aide à guérir mais ne « crée » rien, à proprement parler. Et pourtant, les médecins adorent parler des patients à qui ils ont greffé deux bras (voire, comme le fit naguère un chirurgien lyonnais dans le portrait que lui consacra *Libération*, se vanter de pouvoir « greffer des couilles ») ou des femmes dont ils ont réparé les seins. N'est-ce pas là se poser en artiste, voire en demi-dieu ? Simultanément, ils revendiquent haut et fort la rigueur scientifique de leur formation, de leur diagnostic, de leur exercice. Alors, art ou science ?

On pourrait peut-être dire, plus modestement, que la médecine, si tant est qu'une telle entité existe – j'ai rencontré beaucoup de médecins, mais je n'ai jamais rencontré la médecine –, n'est ni une science ni un art mais un métier de relation, qui s'appuie sur de multiples connaissances scientifiques pour faire en sorte que les humains aillent moins mal. C'est évidemment moins tape-à-l'œil, mais cela permet aux soignants qui ne se prennent ni pour des artistes ni pour des savants de continuer à travailler sans se laisser culpabiliser – et aux patients de ne pas avoir le sentiment d'être traités comme des matériaux bruts.

Malade, patient, client, usager

Il était un temps où les médecins hospitaliers disaient « mes malades » et les libéraux « mes clients ». On exprimait d'ailleurs son admiration à l'égard d'un médecin libéral en disant : « Il a une très belle clientèle. » Les temps ont changé. Le mot « malade » est aujourd'hui perçu comme trop restrictif : toutes les personnes qui consultent un médecin ne sont pas malades. En tout cas, pas encore. D'autre part, le mot « client » est devenu malpropre, évoquant trop le profit et, bien entendu, le médecin ne travaille jamais pour son profit personnel... En revanche, qu'un pharmacien ou un avocat aient encore des « clients » ne semble gêner personne. Il a donc fallu trouver un mot davantage passe-partout. « Patient » a ainsi pris le relais, à l'hôpital comme à la ville. Sa connotation temporelle et son étymologie (du latin *pati*, souffrir) conviennent à merveille. Pour le médecin, le patient est celui qui lui permet d'exercer son art. Pour l'intéressé, être patient, c'est prendre son mal en patience, mettre sa souffrance en attente. À l'hôpital, en ville ou à la campagne, c'est pareil. Les associations de consommateurs et les groupes progressistes ou écologistes parlent plus volontiers d'« usagers de la santé » afin d'exprimer le caractère actif de la situation de patient. Aujourd'hui, en France, la citoyenneté est sans cesse invoquée dans les domaines de la politique ou de l'éducation : mais la santé ne semble pas encore concernée. Le système de soins n'est-il pas, pourtant, un domaine sur lequel, sans être nécessairement malades, les citoyens auraient beaucoup à dire ?

Déontologie et éthique

Autrefois, parmi les médecins, on ne parlait que de déontologie. Le mot désigne les règles de comportement auxquelles les médecins doivent obéir pour être moralement irréprochables. Pendant longtemps la déontologie a consisté, pour les médecins, à se ménager mutuellement. « Cottard, par déontologie, s'abstenait de critiquer ses confrères », écrivait Marcel Proust d'un de ses personnages médecin. En France, le Code de déontologie médicale date de 1947. Il est indissociable du Conseil national de l'Ordre des médecins, institution qui s'est longtemps efforcée de protéger la profession contre les attaques extérieures ou intérieures qui auraient pu l'ébranler. Les choses ont un peu changé : le Conseil national est plus « progressiste » aujourd'hui que les conseils départementaux, lesquels sont le plus souvent des associations de notables locaux soucieux de leur petite réputation, quand ce n'est pas de leur petite personne [1]. Mais, d'emblée, la déontologie pose problème. Le Code a toujours été rédigé et révisé (trois fois en cinquante ans) par l'Ordre des médecins : ces derniers édictent eux-mêmes les impératifs moraux auxquels ils sont censés obéir. Certes, ces impératifs ne peuvent se substituer à la loi commune, mais ne serait-il pas logique que l'ensemble des Français, par l'intermédiaire d'associations représentatives, puissent contribuer à leur définition ? En l'état actuel des choses,

1. Cette phrase pourrait me valoir une demi-douzaine de lettres de protestation courroucées, transmises à l'ordre départemental de la Sarthe (où j'exerce) par des ordres départementaux des quatre coins de France. Si je l'écris, c'est pourtant parce que cela m'est déjà arrivé…

ce n'est pas le cas. Or le Code de déontologie est l'un des piliers de la fameuse éthique médicale, dont vous entendez parler en long, en large et en travers par tous les médias, depuis quelques années... Une éthique définie par une minorité peut-elle être vraiment... éthique ?

La version actuelle du Code (1995) édicte des règles générales de conduite, des règles du comportement des médecins entre eux – principalement destinées à éviter que les professionnels pratiquent le clientélisme en détournant les patients, en dénigrant leurs confrères, en abusant de leur position d'autorité – et, bien entendu, des règles de conduite envers les malades. Plusieurs de ces règles ont un rapport direct avec le sujet dc ce livre : les incompréhensions et les conflits qui apparaissent régulièrement entre patients et médecins. L'intégralité du Code est reproduite in extenso en annexe.

Ordre et confraternité

Le langage courant parle de l'« Ordre des médecins » (il y a aussi un Ordre des avocats, des sages-femmes, des infirmières)... Les médecins, eux, disent seulement l'« Ordre ». On ne mesure pas très bien ce que ce mot véhicule. Disons seulement qu'il n'a presque jamais une connotation sympathique. Quand un médecin reçoit un courrier de son ordre départemental, ce peut être une invitation à réélire les conseillers locaux, un appel de cotisation, la transmission d'une plainte ou d'un blâme (autrement dit : d'un rappel à l'ordre...). L'Ordre recueille toutes les plaintes déposées contre un médecin. Comme on peut le lire sur le site de l'Ordre national, cette mission est très précise : « L'Ordre des médecins intervient dès lors que l'un de ses membres fait l'objet de plaintes émanant d'un particulier, des pouvoirs publics, des tribunaux, de la Sécurité sociale ou d'un autre médecin. C'est le conseil départemental qui reçoit les plaintes. Après instruction et en dehors d'une éventuelle conciliation, si aucune solution amiable n'est trouvée, le conseil départemental transmet la plainte au conseil régional qui instruit et juge l'affaire. En cas de sanction du médecin, ce dernier a la possibilité de faire appel devant la section disciplinaire du Conseil national. En dernier recours, le Conseil d'État est sollicité comme instance de cassation. À noter : les audiences sont, depuis 1993, ouvertes au public. »

Beaucoup d'associations de patients – et un certain nombre de médecins – dénoncent cette mission disciplinaire et juridictionnelle de l'Ordre, qu'ils assimilent en réalité à une mission de protection des médecins contre les attaques du public, ou à un règlement de compte des médecins entre eux. La confraternité, dont les règles de fonctionnement sont énumérées dans le Code de déontologie, donne en effet plus souvent matière à conflit qu'à entraide : les médecins s'accusent mutuellement de « médire » de la profession (il n'est pas acceptable qu'un médecin déclare que certains de ses confrères ne font pas leur boulot. Pourquoi ? Parce que, pour la majorité des médecins, ça ne peut pas être vrai...) ou encore de « voler » ou de « détourner » des patients, en arguant du fait indiscutable que les médecins peuvent exercer une influence importante sur les personnes qui se remettent entre leurs mains mais en oubliant que ces personnes ont, tout de même, leur libre arbitre... Les médecins nient jouer les gourous, exercer personnellement la moindre pression sur leurs patients ou abuser d'eux... mais ils passent leur temps à accuser leurs confrères de le faire.

Enfin, il me semble utile de souligner le « vide réglementaire » suivant : rien, dans le Code de déontologie, ne réglemente la situation du médecin pris entre ses obligations envers ses patients et ses obligations confraternelles. Il ne précise nulle part à qui la loyauté du médecin doit aller en priorité : à son patient ou à ses confrères ? Cette règle serait « évidente » au point de n'avoir pas besoin d'être l'objet d'un article... Ne mériterait-elle pas au contraire qu'on la définisse, en envisageant précisément les situations où elle est en jeu ?

Consultation / auscultation

Pour le médecin, la consultation est le moment de la rencontre avec le patient dans un cabinet professionnel. C'est le patient qui consulte le médecin, non le contraire. Dans l'Antiquité, on consultait les oracles. Mais l'ambiguïté existe et l'on entend parfois des gens dire de leur médecin : « Il m'a bien consulté, pourtant. Mais il ne m'a rien trouvé. »

De même, l'auscultation, en langage médical, c'est tout simplement le fait d'écouter le cœur ou les poumons, le plus souvent avec un stéthoscope. Mais, dans l'esprit de beaucoup, le mot « auscultation » représente à lui seul l'examen de tout le corps – ce que les médecins nomment, eux, « examen clinique ».

Et la tension ? Vous n'oubliez pas la tension, docteur ?

Non, je ne l'oublie pas. Et j'en parlerai plus longuement ensuite.

Examen(s)

Ce mot-là aussi est ambigu. Pour le médecin, l'examen clinique, c'est l'ensemble des gestes et procédures par lesquels le médecin recherche des signes évocateurs – ou leur absence – sur le corps du patient. Un examen clinique complet consiste à regarder le patient de haut en bas ; à palper toutes les zones superficielles susceptibles d'être sensibles ou modifiées par une maladie (en particulier le cou, l'abdomen, les aisselles, les aines, les seins chez la femme et les testicules chez l'homme) ; à écouter le cœur, les poumons, les vaisseaux pour rechercher des bruits anormaux ; à prendre diverses mesures : la taille, le poids, la température, la tension ; à explorer les orifices ou les cavités du corps en les éclairant (la bouche, les oreilles, le nez, le vagin) ou avec les doigts recouverts d'un doigtier (la bouche, le vagin, l'anus, le rectum) ; à tester les fonctions musculaires ou neurologiques en demandant au patient de faire certains mouvements, en appréciant sa sensibilité au froid, au chaud, à la piqûre, etc. Bref, un examen clinique soigneux prend du temps.

Pour les usagers, des expressions du langage courant désignent les examens destinés à vérifier que… tout va bien. Le bilan de santé, c'est ce que les mères demandent pour leurs enfants, les femmes pour leurs maris. Elles précisent : « Faites-lui une prise de sang complète pour qu'on voie bien tout. » S'il s'agit d'un enfant, elles demandent qu'on lui dose le calcium – s'il en « manque » c'est mauvais pour la croissance – ou le magnésium – « il est fatigué, en ce moment ». S'il s'agit d'un homme, il faut lui doser le sucre – il mange trop de gâteaux – et le cholestérol – il mange trop tout court.

Le *check-up*, c'est ce que vont passer les hommes de plus de 40 ans, conscients qu'ils sont d'être mortels et inquiets à l'idée de disparaître du jour au lendemain en abandonnant une famille sans ressources. Ils sont soucieux de leur cœur, qui fatigue trop avec le travail, de leur prise de poids, et demandent un électrocardiogramme. Parfois, ils redoutent d'avoir (déjà) un cancer. Ils ont entendu parler de dosages qui permettent d'en dépister certains. Peut-on les leur faire ? « Et puis, comment vous dire, docteur ? La prostate, ça se manifeste à quel âge ? »

Prescription, ordonnance et observance

Le médecin rédige une prescription ; le patient sort avec une ordonnance. Les deux ne sont pas superposables. Pour le médecin, la prescription poursuit ce qu'il vient de faire : écouter une plainte, analyser des signes, décider d'une conduite appropriée. Ce qu'il prescrit n'est pas la fin de son travail, c'en est le prolongement : un traitement (des médicaments, des séances de kinésithérapie, des soins infirmiers), une attestation (d'aptitude ou de dispense de sport, de non-contagion, de présence au cabinet du médecin...), un ou des examens complémentaires. C'est dire que l'ordonnance, cette feuille de papier qui porte le nom du médecin, son adresse professionnelle et son numéro d'inscription à l'Ordre de son département, n'est pas seulement une feuille de papier plus ou moins bien calligraphiée. C'est beaucoup plus qu'une liste de médicaments qu'on va se faire délivrer à la pharmacie comme on va faire ses commissions à l'épicerie. L'ordonnance a une portée médicale, sociale, médico-légale, administrative, symbolique. La manière dont elle est rédigée, remise au patient, lue par lui et/ou par un autre professionnel de santé fait partie intégrante de la relation de soins. Et, à ce titre, elle fait l'objet d'appréciations ambivalentes. On se plaint du caractère illisible de l'écriture des médecins mais on voit d'un mauvais œil un praticien informatisé imprimer ses ordonnances – ou un médecin qui ne fait pas d'ordonnance du tout. On se plaint de ce que le médecin n'explique pas ses prescriptions mais, quand il couche ses explications par écrit sur l'ordonnance, on trouve que cela complique les choses... Indépendamment même de ce que le médecin y inscrit, il y a des milliers d'usages pour une ordonnance : il y a l'ordonnance qu'on égare et dont on vient sans cesse redemander un duplicata, celle qu'on oublie sur le bureau du médecin en partant, celle qu'on fait faire pour soi au nom de quelqu'un d'autre, celle qu'on décide de ne pas suivre, celle qu'on montre à un autre médecin pour lui demander son avis, celle qu'on veut que le médecin refasse chaque mois à l'identique, celle qu'on garde sur soi comme un gri-gri – au cas où – sans jamais l'utiliser, celle qu'on vole ou qu'on falsifie, celle qu'on demande en dépannage par téléphone, celles qu'on garde soigneusement dans une chemise contenant le dossier médical de toute une vie, celle dont on demande au pharmacien de n'en délivrer qu'une partie : « Les autres médicaments, j'en ai encore... Celui-là, j'en veux pas, il m'en avait déjà marqué l'autre fois et ça ne m'a pas soulagé... »

Bref, la symbolique de l'ordonnance est si riche qu'elle mériterait un livre à elle seule. En tout cas, elle dépasse tout ce que les médecins croient consigner à l'intention de leurs patients et ne se réduit pas, loin s'en faut, aux instructions (aux ordres) qu'ils voudraient leur faire suivre. Les médecins sont si soucieux qu'on se conforme à leurs prescriptions qu'ils ont inventé un mot spécifique, l'« observance », pour désigner le fait que les patients les suivent, ou non, à la lettre. Les revues médicales françaises ont publié et publient encore régulièrement d'innombrables articles abordant ce sujet épineux. La question récurrente est la suivante : comment améliorer l'observance ? Autrement dit : comment amener les patients à obéir scrupuleusement aux instructions du médecin. Les soignants impliqués dans des actions de santé au sein de pays en voie de développement savent depuis longtemps qu'il est très difficile d'inciter quelqu'un à prendre un médicament ou à suivre des consignes médicales quand ces consignes ne s'inscrivent pas dans un accompagnement régulier. Les médecins anglo-saxons ou scandinaves savent que ce qui incite le patient à suivre les conseils du médecin, c'est le contenu – pédagogique, affectif, intellectuel –, la régularité et la répétition des consultations mais non l'ordonnance, qui n'est qu'un repère. En France comme ailleurs, chaque médecin a un jour ou l'autre pu constater qu'il lui était impossible d'imposer un geste préventif aussi consensuel, courant et anodin qu'un vaccin à des parents qui refusent mordicus de faire immuniser leurs enfants… ou à un adulte à qui on recommande fortement de faire son rappel antitétanique. Menacer de mort est la pire des attitudes : cela incite la plupart des patients, qui veulent être rassurés et non terrorisés, à changer de médecin. À proprement parler, personne n'obéit scrupuleusement au médecin. On ne prend pas tout le traitement prescrit : « Au bout de deux jours, j'allais mieux, alors à quoi bon ? » On ne va pas passer l'examen recommandé : « J'aime mieux ne pas savoir. » On ne va pas voir le spécialiste indiqué : « Il y avait trois mois d'attente et, ensuite, je n'y ai plus pensé. » Ce qui paraissait très sérieux dans l'univers clos de la consultation – pour le médecin comme pour le patient – s'est trouvé relativisé au retour dans le monde réel. Pourtant, dans notre pays, les professionnels continuent à vitupérer contre les patients insouciants, à se fustiger de n'avoir pas suffisamment insisté pour qu'ils les écoutent… et à s'illusionner sur leur importance dans la vie de ceux qu'ils reçoivent. Même après avoir passé deux heures dans la salle d'attente et une heure en entretien, la personne qui sort du cabinet médical ne se réduit absolument pas à son statut de « patient ». Elle reste elle-même, et l'éloignement relativise beaucoup l'importance du médecin dans sa vie. Malheureusement l'enseignement de la médecine n'inclut pas l'apprentissage de l'humilité. L'illusion de pouvoir inculquée aux médecins en formation est à ce point forte qu'elle engendre chez eux une mégalomanie ; et cette dernière est si courante qu'elle ne choque plus personne : « Ce patient est inconscient ! Je sais mieux que quiconque ce qui est bon pour lui ! S'il ne suit pas mes conseils, c'est à ses risques et périls ! » Autrement dit : « Obéis ou tu t'en mordras les doigts ! »

À l'inverse, à quels signes peut-on subodorer l'humilité d'un médecin ? Au fait qu'il accorde à ses prescriptions, à ses conseils, à ses ordonnances et… à l'observance des patients beaucoup moins d'importance qu'au respect qu'il a pour eux.

Dossier médical, secret professionnel

C'est l'un des points les plus épineux de la relation médecin-patient en France : depuis longtemps, les associations d'usagers réclament que leur dossier médical soit librement accessible et les médecins le leur refusent. Le nœud du problème, c'est que ce dossier – le mot, comme l'objet – ne contient pas la même chose pour les deux protagonistes.

Ce que les médecins mettent dans un dossier, c'est l'ensemble des informations qu'il accumulent à des fins diagnostiques, thérapeutiques, de suivi, ou en vue de les partager avec d'autres soignants : les observations effectuées sur le patient, le résultat des examens complémentaires, les courriers d'autres médecins, les traitements prescrits… et aussi un certain nombre de réflexions personnelles, subjectives, positives ou négatives concernant le patient, son attitude, son entourage et les problèmes qu'il leur pose.

Ce que le patient s'attend à trouver dans son dossier, c'est ce que, pense-t-il, *le médecin sait sur lui mais a décidé de lui cacher*.

Car, comme l'ordonnance, le dossier n'a pas seulement une fonction professionnelle, technique ou administrative, mais avant tout une valeur symbolique : il représente la « vérité » sur l'état du patient, telle que les professionnels l'appréhendent et telle que le patient l'imagine. Pendant de nombreuses années, l'attitude générale des médecins en France a consisté à taire aux patients le diagnostic d'une maladie grave, sous prétexte que l'énoncé du diagnostic était susceptible de les « désespérer », de les conduire au suicide ou au refus de traitement – autrement dit de les faire mourir. Ce fantasme de parole porteuse de mort est très fortement ancré dans l'imaginaire des médecins. Il était – et continue d'être – le pendant exact de la peur de la mort propre à tout être humain. La puissance du fantasme est d'autant plus grande que personne n'enseigne aux médecins en formation que leurs propres angoisses de maladie ou de mort influent sans cesse sur leur pratique et qu'ils auraient tout intérêt à en prendre conscience.

Même si aujourd'hui la règle consiste à donner au patient tous les éléments sur son état, à l'accompagner moralement et à le faire participer aux décisions le concernant, cette attitude de franchise et de partage n'est pas – il s'en faut de beaucoup – une généralité dans la profession médicale française. Beaucoup de personnes sont donc tentées de penser – parfois à juste titre – que *leur dossier médical contient autre chose que ce qui leur a été dit par le médecin.*

Ainsi la question du dossier se confond intimement avec celle, tout aussi ambiguë, du secret. Le secret professionnel, c'est l'obligation faite à un soignant de taire à quiconque – sauf à l'intéressé lui-même – ce qu'il sait sur un patient. Beaucoup de professions sont assujetties au secret : les professions de santé mais aussi les avocats, les notaires, etc. Le secret médical est en principe absolu, il ne peut être enfreint librement par le médecin. Mais il existe des dérogations dans des circonstances très précises, comme la réquisition d'experts par les tribunaux. Certaines dérogations *objectives* sont liées aux nécessités de santé publique : un médecin est tenu de déclarer les naissances et les décès, un certain nombre de maladies contagieuses et vénériennes (dans ces deux derniers cas cependant, il n'a pas à désigner le patient), ou encore ce qui, dans l'état d'un malade psychiatrique, justifie de le faire interner dans un service spécialisé. D'autres dérogations au secret sont liées à des exigences de transparence et de communication : il faut bien qu'un généraliste explique à un spécialiste pourquoi il lui confie un patient, et en retour que le spécialiste lui fasse part de ses observations. D'autres dérogations sont *subjectives*, laissées à l'appréciation du praticien : le médecin qui a connaissance de violences ou de sévices sexuels exercés sur un mineur est autorisé à les divulguer aux autorités, dans l'intérêt des victimes.

La notion de secret est rendue complexe à cause de deux obligations contradictoires. D'après le Code de déontologie, le secret médical n'est pas opposable au patient lui-même : l'article 35 stipule en effet que le médecin doit donner au patient « une information loyale, claire et appropriée ». Malheureusement, ce même article, dans l'alinéa suivant, dit aussi que « dans l'intérêt du malade et pour des raisons légitimes que le praticien apprécie en conscience, [le médecin peut tenir celui-ci] dans l'ignorance d'un diagnostic ou d'un pronostic graves »... Il énonce donc explicitement qu'un médecin est a priori mieux à même de juger de l'intérêt d'un citoyen que ce citoyen lui-même – donc de décider ou non de lui révéler ce qu'il sait – *dès lors que ce citoyen s'est confié à lui*. Cette latitude laissée au médecin d'apprécier « en conscience » ce qu'il va dire ou non dénature profondément la notion de secret médical, puisque le médecin est ainsi présenté comme ayant une autorité morale supérieure à celle du premier intéressé. La première conséquence de cette appréciation « en conscience » est que le citoyen « malade » devient, en se confiant à un médecin, un individu qui n'a plus le droit de tout savoir sur lui-même. Lorsqu'un individu est mis en examen pour un délit ou un crime, la loi lui donne libre accès à son dossier judiciaire. Comment peut-on restreindre ce droit d'accès lorsqu'il s'agit du dossier médical ?

Au secret, qui a pour vocation la protection du patient, se substitue alors un silence, voire *un mensonge* délibéré dont le médecin userait « dans l'intérêt du patient ». Quand les patients dénoncent la propension des médecins au secret, ils se plaignent en réalité des réponses évasives, du manque de franchise de ceux auxquels ils ont pourtant livré ce qu'ils ont de plus intime. Comme il est impossible d'arracher la vérité à quelqu'un qui vous la refuse, le patient se tourne vers la trace inscrite – noir sur blanc, pense-t-il – dans le dossier.

Le dossier est le journal de bord de la relation entre soignant et soigné. C'est le témoin de ce qui est dit, pensé et fait pendant la durée de cette relation. Dans la mesure où la matière première sur laquelle travaille le médecin n'est autre que ce que le patient dit, éprouve, subit et confie au médecin, il est inconcevable que les actes du médecin puissent avoir un caractère confidentiel pour le patient lui-même. Si le dossier est correctement tenu, si le médecin est parfaitement loyal avec le patient et si tout a été discuté en commun, on ne voit pas pourquoi un individu qui entre dans le cabinet d'un médecin ne pourrait pas en ressortir avec une copie intégrale de ce dernier sous le bras – sinon à considérer que personne, face aux médecins, n'a droit à toute la vérité…

Qu'il contienne ou non des informations cachées au patient, le dossier médical pose pour les médecins un problème beaucoup plus délicat que celui de la « vérité ». Ce qu'ils redoutent, ce n'est pas tant d'apprendre aux patients des choses qu'ils ignorent sur eux-mêmes : les médecins peuvent toujours les leur révéler, s'ils insistent. Ce qu'ils redoutent davantage, c'est qu'on y trouve motif à mettre en doute leurs compétences ou la validité de leurs décisions. Dans un dossier médical, les soignants doivent en principe consigner tous les gestes diagnostiques ou thérapeutiques pratiqués sur le patient. S'ils ont omis des examens ou des traitements qui auraient pu améliorer son état, s'ils ont fait une erreur diagnostique ou thérapeutique, le dossier est susceptible de le révéler. Le simple fait de *n'avoir pas tout noté* est, en soi, critiquable. Une vision paranoïaque assez commune dans la profession suggère ainsi que tout ce qui a été écrit ou omis dans un dossier peut être utilisé contre le médecin. Le seul moyen d'éviter cela, c'est que le patient n'y ait jamais accès.

En réalité, pour des raisons qui, encore une fois, tiennent aux insuffisances dans la formation des médecins, les dossiers médicaux français sont loin d'être aussi rigoureusement tenus qu'ils devraient l'être. Un médecin n'est pas un robot. Prendre des notes est un exercice difficile ; on ne pense pas toujours à tout noter ou, à l'inverse, on peut décider de ne pas écrire en toutes lettres sur un petit carton : « Mme X. a été violée à l'âge de neuf ans par son frère aîné. » En médecine générale, il arrive souvent qu'on voie les patients en visite, qu'on n'ait pas leur dossicr sous la main et qu'on oublie de le compléter au retour. Dans les services hospitaliers, les médecins sont nombreux. Les dossiers passent de main en main : externes, internes, praticiens hospitaliers, infirmières, kinésithérapeutes, spécialistes venus de l'extérieur, etc. Il est matériellement impossible de s'assurer que tout a été noté, de même qu'il est matériellement impossible de s'assurer qu'aucun document ne sera jamais perdu. L'informatique n'a pas résolu le problème : il suffit qu'un modem soit en panne ou qu'une ligne soit saturée pour qu'un résultat sanguin manque. Ainsi les sources d'erreur se multiplient-elles et les dossiers sont-ils loin d'être aussi pleins que les médecins font mine de le prétendre. Donner accès au dossier, c'est courir le risque de révéler qu'il a tout simplement été mal tenu…

À tout cela s'ajoute une inquiétude liée à la subjectivité réprimée du médecin. Le dossier contient, entre autres, l'énoncé de toutes les hypothèses diagnostiques envisagées, discutées et éventuellement admises ou rejetées. Bref, il consigne la démarche médicale pour permettre ensuite de la reprendre, de la réviser, de la reconsidérer. Toutes les hypothèses recèlent inévitablement des appréciations personnelles. Si, ne trouvant pas l'origine d'une douleur ou d'un symptôme, l'interne écrit dans le dossier « simulateur ? » ou « hystérique ? », il court le risque, le jour où le patient aura accès au dossier, de se voir reprocher ces formulations. Surtout s'il s'est trompé et si le patient n'est ni simulateur ni hystérique.

Le sacro-saint principe qui veut que l'état du patient ne soit pas révélé à un tiers – employeur, membre de la famille, compagnie d'assurances – est lui aussi à géométrie variable. Toujours ambigu, le Code de déontologie déclare : « Un pronostic fatal ne doit être révélé qu'avec circonspection, mais les proches doivent en être prévenus, sauf exception… » (article 35, deuxième alinéa).

L'obligation d'informer la famille et les proches n'est en principe prévue par le Code de déontologie médicale que dans les cas suivants : malade hors d'état d'exprimer sa volonté (article 36), mineur ou incapable majeur (article 42), acte portant atteinte à l'intégrité corporelle (article 41). En dehors de ces cas bien précis, le médecin est cependant autorisé à taire « en conscience » au patient la vérité sur son état et, simultanément, à enfreindre le secret médical en révélant cet état à la famille. L'article 35, par ses deux alinéas contradictoires, autorise finalement le médecin à faire... ce qu'il veut ! Cette liberté exorbitante présuppose que le médecin sache toujours ce qu'il convient de faire. Or, rien n'est moins sûr. À mon sens, un praticien qui tait l'existence d'une maladie mortelle à un patient et l'annonce à son conjoint commet dans tous les cas une grave erreur. En cachant la vérité au malade, il empêche toute communication franche et directe de celui-ci avec son entourage : j'ai vu beaucoup de patients mourir sans avoir eu le temps de régler leurs affaires, de partager des moments précieux ou de se réconcilier avec des proches parce qu'on leur avait menti. À l'opposé, en révélant l'état d'un patient à son conjoint, il fait de ce dernier le dépositaire d'un secret qu'il n'était peut-être pas le mieux placé pour recueillir : si le couple est sur le point de se séparer, par exemple (le médecin peut parfaitement l'ignorer), est-ce vraiment judicieux ? Le secret médical existe entre époux. Il est interdit à un médecin de révéler à un homme que son épouse vient de subir une interruption de grossesse. Serait-il en revanche légitime de lui révéler qu'elle a un cancer de l'ovaire et de le lui cacher, à elle ? Cette logique m'échappe mais elle a cours encore aujourd'hui, lorsque le Code laisse le médecin décider « en conscience » ce qu'il doit dire ou non.

Vérité assumée, dossier partagé

Il me semble que la problématique du dossier et du secret serait grandement simplifiée par une attitude – certes plus contraignante pour les médecins – qui tiendrait compte de la réalité suivante : un citoyen a le droit de savoir ce qui le concerne, et tant qu'il n'est pas déchu de ses droits, personne, pas même un médecin, ne peut s'interposer entre ce savoir et lui. La loi devrait imposer que l'on remette au patient une copie de ses comptes rendus de radiographies, de prélèvements, d'intervention et que le médecin en explique précisément le contenu afin qu'il n'ait aucun doute sur leur signification. Il devrait être obligatoire de révéler aux patients qui en souffrent le diagnostic d'une maladie grave, en le leur annonçant de la manière la plus acceptable possible, en leur proposant au préalable de choisir de se faire assister par un proche – le médecin serait alors parfois surpris de découvrir la personne choisie – et en les accompagnant dans cette révélation. La franchise, pour un médecin, ne consiste pas à annoncer un diagnostic au téléphone, à déclarer tout de go « vous avez un cancer » et à laisser le patient se débrouiller avec – comme cela arrive trop souvent. La franchise nécessite évidemment de prendre le temps de parler, d'écouter, de comprendre, de soutenir le patient. Elle demande beaucoup d'énergie. Elle exige que le médecin soit, *dès le début de ses études*, préparé à envisager l'éventualité d'une maladie grave avec le patient, à répondre franchement aux questions posées, à annoncer le diagnostic confirmé, à envisager avec le patient les choix thérapeutiques. Cette position de principe n'est pas utopique : elle prévaut aujourd'hui dans les pays scandinaves, aux Pays-Bas, en Grande-Bretagne, aux États-Unis. Malheureusement, elle n'a pas encore gagné les facultés de médecine françaises. C'est la raison pour laquelle, je crois, beaucoup de médecins, formés à identifier des maladies graves et non à les annoncer, minimisent la gravité des symptômes qu'ils observent, temporisent tant qu'ils n'en ont pas la confirmation, puis délèguent l'annonce de la maladie à un médecin spécialisé… et ne comprennent pas qu'un patient auquel ils n'ont pas parlé franchement – et qui l'a senti – ne revienne plus les voir.

Si la franchise était la règle, le contenu du dossier médical pourrait être confié au patient en personne – on confie bien le carnet de maternité ou le carnet de santé des enfants aux mères de famille. Toutes les informations du dossier seraient également transcrites sur une carte personnelle sécurisée type « Vitale ». Le patient la porterait en permanence sur lui, pourrait en consulter le contenu sur un ordinateur personnel ou un lecteur simplifié (comme l'autorise la loi Informatique et Liberté…), ou le communiquer à qui bon lui semble sans que le médecin ait à s'en mêler. Responsable de cette carte, le patient serait par conséquent solidaire, avec le médecin, du contenu de son dossier, ce qui éviterait la suspicion et réduirait le risque de conflits.

Mais les médecins sont-ils prêts à envisager ce type de responsabilité solidaire ? Leur vocabulaire et leurs documents ne le laissent pas entendre…

II. CE QUI FAIT MAL, DE HAUT EN BAS

LA FIÈVRE, SYMPTÔME COMMUN

Lorsque j'étais gamin, quand je disais que je me sentais malade ou simplement que je ne me sentais pas bien, ma mère, épouse de médecin, posait la main sur mon front pour vérifier si j'avais de la fièvre. Si elle avait le moindre doute, elle me faisait passer par l'épreuve du thermomètre. Y a-t-il, pour un enfant ou un adulte, situation plus désagréable, plus pénible, plus humiliante que de se voir mettre un thermomètre entre les fesses ? En France, ce fut pourtant la coutume pendant longtemps. Quand un enfant ou un adulte refusait le thermomètre rectal, on contournait (mal) le problème en lui prenant la température sous le bras, ce qui n'a jamais donné aucune information à personne. Comme on le voit chaque jour à la télévision et au cinéma, les Anglo-Saxons, eux, prennent la température dans la bouche. Il suffit d'ajouter 0,5 °C pour obtenir la température interne mais les Français ont mis du temps à le comprendre. Aujourd'hui, il existe heureusement des thermomètres d'oreille, pour mesurer la température sur le tympan – à condition de ne pas avoir de bouchon – mais la prise de la température reste marquée par des souvenirs… cuisants.

Fiévreux, fébrile ou quoi ?

D'emblée, les termes sont contradictoires. Dans le langage populaire, on dit « mon petit était fiévreux, ce matin ». Dans les livres médicaux, on parle d'enfant fébrile. On ne dit d'ailleurs pas toujours « il a de la fièvre ». On entend aussi « il me fait de la température ». Seulement, la température, on peut la mesurer sur tout le monde, même sur un cadavre. Alors que de la fièvre, par définition, tout le monde n'en a pas…

Dans le langage courant, *fiévreux* et *fébrile* véhiculent également l'idée d'hyperactivité : des préparatifs fiévreux, une agitation fébrile. Avec un peu de fièvre, on est agité, on ne tient pas en place. Quand on en a beaucoup, en revanche (une fièvre de cheval), on est abattu. Mais dire que « la fièvre monte » est-il correct ? La fièvre, c'est l'état dans lequel on est quand la température est élevée. C'est le résultat et non la cause. C'est la température qui monte…

Pour un médecin, en dessous de 37,8 °C très précisément, la température est normale. D'ailleurs, quand j'avais 37,7 °C, ma mère m'envoyait à l'école sans discussion. Entre 37,8 °C et 38 °C, le médecin parle de « fébricule ». Au-dessus de 39 °C, la fièvre est élevée. Au-dessus de 40 °C, elle est très élevée. Ah, tout s'éclaire : pour le patient, la fièvre *monte*, pour le médecin la fièvre *s'élève*…

J'ai de la fièvre parce que j'ai attrapé froid

Contrairement à ce qu'on croit souvent, ce ne sont pas les microbes qui sont responsables de la fièvre mais le corps : la plupart des bactéries et des virus ne se développent qu'à des températures comprises entre 36,8 °C et 37,5 °C. Lorsqu'un microbe s'introduit dans l'organisme, celui-ci réagit en « fabriquant de la fièvre », laquelle bloque la multiplication du microbe. Pour faire monter la température, tous les muscles du corps se contractent brusquement et rapidement : le corps est agité de frissons. L'idée commune qu'on a de la fièvre « parce qu'on a attrapé froid » vient de là : les frissons, première réaction de défense du corps, précèdent de quelques minutes la montée de la température et de quelques heures les premiers symptômes localisés sur un organe – la toux, par exemple. Les contractions rapides des muscles sont responsables d'un autre symptôme que la fièvre : les douleurs et les courbatures. Plus la température s'élève vite, plus les courbatures sont intenses. Chez l'enfant, une élévation rapide de la température peut d'ailleurs entraîner d'autres symptômes : un vomissement qui ne se reproduit plus une fois la fièvre installée ; des convulsions ; une torpeur ; un délire. La fièvre coupe l'appétit et donne soif. Quand elle s'éternise, le malade qui ne boit pas se déshydrate, ce qui le plonge dans la torpeur, l'empêche de boire, et ainsi de suite : la déshydratation est le premier danger de la fièvre. Le second danger, lorsque la fièvre est très élevée, est l'éventualité de lésions cérébrales : les cellules du cerveau supportent mal une température égale ou supérieure à 40,5 °C.

La fièvre n'a pas que des inconvénients ou des dangers : je me souviens d'un petit enfant de deux ans qui, pendant ses oreillons, faisait une fièvre… carabinée (la fièvre est souvent élevée pendant les oreillons). Ses parents lui donnaient du paracétamol pour la faire baisser afin qu'il ne se déshydrate pas. Quand la température remontait, il se mettait à parler mieux et plus vite ! La plupart des réactions biologiques s'accélèrent quand la température s'élève et se ralentissent quand elle baisse, et la fièvre accélérait le fonctionnement du cerveau de cet enfant… en particulier celui du centre de la parole. C'est ce même phénomène qui, lorsque la température est très élevée, provoque une confusion, des hallucinations ou « un délire de fièvre ».

Fièvre à basse température

Tous les individus ne sont pas égaux devant la fièvre car ils n'ont pas la même température normale, « basale », diraient les médecins. Si la température habituelle de la plupart des gens varie entre 36,8 °C le matin et 37,4 °C en fin de soirée, d'autres ont au cours de la journée des températures plus basses d'un demi-degré quand ils sont en bonne santé. De sorte que chez eux, la fièvre commence… à 37,3 °C ou 37,5 °C. Il arrive également qu'en réaction à des infections virales la température de certains enfants ou adultes chute à 36,3 °C ou 36,5 °C ! La notion de fièvre est donc toute relative et la seule « norme », dans ce cas comme dans bien d'autres circonstances, c'est l'état du patient quand il va bien.

La fièvre, autrefois et aujourd'hui

Comme le mal de tête et la toux, dont je reparlerai, la fièvre est un symptôme qui inquiète toujours beaucoup. D'abord parce qu'elle est synonyme de maladie infectieuse, principale cause de mortalité avant les années 50 et l'ère des antibiotiques. La tuberculose, en particulier, s'accompagnait d'une fièvre peu importante mais permanente, qui rendait le patient… fébrile et lui rougissait les joues. On disait des malades qu'ils étaient « pris de consomption » parce qu'ils semblaient se consumer sous l'effet d'un feu intérieur.

Aujourd'hui, et en particulier chez l'enfant, une poussée de fièvre est rarement le signe d'une maladie grave. Plusieurs études ont montré que les nourrissons doivent, pour stimuler leur système immunitaire, rencontrer une soixantaine de virus pendant leurs deux premières années de vie. Autant dire qu'ils ont largement l'occasion d'avoir de la fièvre… et de faire peur à leurs parents.

Autrefois, les mères de famille apprenaient de leurs mères et de leurs grands-mères ce qu'il fallait faire en cas de fièvre. Ces enseignements traditionnels n'étaient pas toujours appropriés, loin s'en faut : on « surcouvrait » les malades parce qu'ils frissonnaient – ce qui faisait monter leur température encore plus haut ; on les mettait à la diète – ce qui contribuait à les déshydrater encore plus vite. Aujourd'hui, les médecins sont souvent appelés pour des bébés fiévreux parce que les mères ont peur des complications de la fièvre (la déshydratation, les convulsions) et parce que personne ne leur a expliqué la démarche à suivre.

Travaux pratiques

Quand j'ai ouvert mon cabinet de médecin de campagne, c'était dans un secteur géographique où des couples assez jeunes faisaient construire leur maison et y emménageaient avec des enfants en bas âge. J'étais souvent étonné, le soir, de répondre au téléphone et d'entendre une femme me demander de venir voir son petit parce qu'il avait de la fièvre. Au début, je tentais de lui expliquer quoi faire, mais je comprenais que ça ne suffisait pas. Il fallait que je vienne me rendre compte. Il fallait que je sois présent. La plupart du temps, les mamans en question n'étaient pas des femmes spécialement angoissées, seulement incertaines parce qu'elles étaient isolées. Personne ne leur avait appris ce qu'il fallait faire. Personne ne leur avait donné le moyen de déterminer si la fièvre était grave ou non. Je me rendais à l'adresse indiquée, je commençais par enlever ma veste, je remontais mes manches puis je sortais le bébé de son lit.

« D'abord, vous le déshabillez entièrement.

– Mais il va prendre froid !

[Souvent, il faisait 22 °C dans la chambre du bébé et 20 °C dans le reste de la maison.]

– Vous avez froid, vous ? disais-je en désignant le T-shirt ou la chemise de nuit légère qu'elle portait.

– Euh, non. Mais lui, ce n'est pas pareil…

– Bien sûr que si. Quand vous avez chaud, vous vous découvrez. Mais lui ne peut pas le faire tout seul. Et si vous le couvrez trop quand il a de la fièvre, vous faites monter sa température encore plus… »

Et je le déshabillais entièrement.

« Ensuite, vous le plongez dans un bain d'eau tiède ou vous le prenez avec vous dans la baignoire pour le rafraîchir. Il aime ça, le bain ?

– Il adore ! »

On donnait au bébé un bain à un degré de moins que sa température (39 °C s'il avait 40 °C...) mais, en général, du seul fait d'avoir été déshabillé, le bébé allait déjà mieux.

Si je prenais ainsi la peine de faire tous les gestes – déshabiller le bébé, le baigner, mettre du paracétamol dans son biberon, le recoucher vêtu d'une simple chemise sans le recouvrir – c'est parce que je pensais, et je le pense encore, qu'une démarche pédagogique vaut mieux que de dire sèchement : « Il n'a rien. Déshabillez-le, donnez-lui un bain et administrez-lui du paracétamol dans le biberon, voilà l'ordonnance, ça fait *tant*. » Les soignants apprennent les gestes de leur métier en regardant leurs aînés les exécuter devant eux, puis en les faisant sous leur contrôle. Rien de plus angoissant que de faire une première prise de sang à un individu sans personne pour vous épauler. Il n'est donc pas difficile de comprendre que, lorsqu'il s'agit de faire baisser la température de leur propre bébé, les mères apprécient qu'on leur montre quoi faire...

Quand il se remettait à jaser et à téter son biberon au paracétamol, la maman était tranquille pour la nuit. Je lui demandais de me rappeler si la fièvre persistait ou si d'autres symptômes – une toux, un nez bouché, des pleurs – se manifestaient. Comme la fièvre des bébés disparaît souvent en quelques heures, elles ne rappelaient pas.

Les premiers temps, j'allais systématiquement voir les mamans qui appelaient pour un bébé fiévreux. Au bout de quelques années, j'ai constaté que les mamans ne m'appelaient plus la nuit pour ce motif. Celles qui « savaient comment faire » donnaient, comme je les y avais encouragées, des conseils à leurs voisines – qui en conséquence pouvaient se passer du médecin.

Mais la pédagogie a des limites… Pendant ces mêmes années d'exercice à la campagne, j'ai un jour eu l'occasion de voir un petit garçon de 4 ou 5 ans avec des oreillons accompagnés d'une fièvre élevée. Contrairement au petit dont je parlais plus haut, celui-ci était plutôt abattu et, au plus fort de sa fièvre, sa nuque se raidissait. J'avais longuement expliqué à la mère que la méningite des oreillons est bénigne, qu'il était inutile de l'hospitaliser car on lui ferait une ponction lombaire et on le garderait trois jours en observation pour rien. Mais l'enfant, elle et moi avons passé quatre ou cinq journées difficiles car, malgré la prise de médicaments appropriés, sa température remontait inexorablement. Comme je refusais d'hospitaliser l'enfant, j'allais le voir deux fois par jour (sans facturer mes visites) pour rassurer sa famille. Quand la fièvre finit par tomber, la mère me reprocha assez vivement de lui avoir fait vivre cette situation. Elle aurait été plus rassurée et se serait sentie plus entourée à l'hôpital, même si cela représentait une série de désagréments pour elle et pour l'enfant. Malgré mes deux visites quotidiennes d'une demi-heure, elle avait eu, pendant les vingt-trois heures restantes, le sentiment de se retrouver seule et démunie devant un petit garçon prostré de fièvre. En tentant de lui éviter une épreuve, je n'avais pas compris que je lui en imposais une autre.

LA TÊTE

Mal de tête ou migraine ?

Quoi de plus banal qu'un mal de tête ou un « mal de crâne » ? Quoi de plus fréquent que d'entendre dire : « J'ai la migraine. » Les deux ne sont pourtant pas synonymes, ni pour le médecin ni pour ceux qui en souffrent. Il y a beaucoup de formes de maux de tête ; la migraine, une parmi les autres, afflige régulièrement 15 % de la population française. C'est un phénomène assez mystérieux, d'origine à la fois vasculaire et neurologique qui, sous l'effet du stress, des variations hormonales et parfois de certains aliments, provoque chez les individus un « spasme vasculaire ». De manière passagère, un vaisseau du cerveau se contracte brusquement et les bouleversements neurochimiques qui en résultent provoquent, entre autres, d'intenses maux de tête. Les migraineux « sentent venir » leur migraine. Ils ont parfois des nausées ou des troubles visuels (un « trou » ou, au contraire, des lumières très vives dans le champ de vision – on parle alors de « migraine ophtalmique »). Ils ne supportent plus le bruit et la lumière, ils ont le sentiment qu'on leur donne des coups de marteau sur le crâne, en général d'un seul côté – d'où le terme « hémicrânie » en langage médical. Les troubles visuels, les nausées et les vomissements sont fréquents parce que la zone du cerveau où a lieu le spasme est celle qui commande la vision et le tube digestif. Les vomissements expliquent aussi que les médicaments n'agissent pas bien quand ils sont pris trop tard : étant rejetés avant d'avoir été absorbés, ils sont inefficaces. Ces symptômes digestifs expliquent en outre que la migraine a longtemps, en France, été assimilée à une « crise de foie ».

La migraine est plus féminine que masculine : sur dix migraineux, sept sont des femmes. Et souvent familiale : « Ma mère était comme ça. » Elle débute parfois tôt dans l'enfance et on ne l'identifie pas tout de suite : les enfants migraineux se plaignent du ventre, non de la tête ; quatre ou cinq fois par an, ils rentrent à la maison le visage livide, se mettent à vomir, se couchent et finissent, lorsqu'ils n'ont pas mangé depuis plusieurs heures, par avoir une haleine un peu particulière, qu'on qualifiait autrefois de « crise d'acétone ». Le lendemain, il n'y paraît plus. Si le médecin n'y pense pas et si la mère ne fait pas le rapprochement avec ses propres migraines, ces enfants – qui ne commencent à se plaindre de la tête qu'après 6 ou 7 ans – sont régulièrement emmenés à l'hôpital en urgence et, parfois, y perdent leur appendice…

L'inégalité des sexes

Ce qui complique la vie des femmes migraineuses, c'est la sensibilité de la migraine aux choses de la vie. Ce sont les *ruptures de rythme* qui déclenchent la crise : il suffit de se lever un peu plus tard que d'habitude le premier jour des vacances (ou le dimanche, n'importe quelle semaine) pour qu'elle apparaisse. Pour la même raison, nombreuses sont les femmes qui souffrent de migraine dans les jours qui précèdent leurs règles : le phénomène hormonal qui accompagne les règles favorise l'apparition du mal de tête. Pour peu que le stress et l'anxiété s'y mettent, les migraines se multiplient et la femme souffre en permanence, ce qui ne facilite les choses ni au travail ni à la maison...

Ce qui complique la vie des garçons et des hommes migraineux, c'est souvent... qu'ils ne se savent pas migraineux ou que la famille dramatise la migraine d'un garçon alors que, chez une fille, ça semble presque naturel ! Je me souviens avoir reçu, aux urgences du service de pédiatrie dont j'étais l'externe, un adolescent de 16 ou 17 ans, prostré, la tête entre les mains, accompagné par sa mère. Celle-ci hurlait : « Faites-lui un scanner, faites-lui un scanner ! Il souffre ! Il a une tumeur au cerveau ! » Avec beaucoup d'intelligence et d'à-propos, l'interne, un grand gaillard flegmatique originaire du Bénin, m'avait fait signe de prendre le garçon à part pendant qu'il se chargeait de la calmer. J'avais conduit le jeune homme dans une salle de consultation. Au moment où j'allais actionner l'interrupteur, il me dit : « Est-ce qu'on peut fermer la porte et rester dans le noir ? » Je lui demandai si ce genre de phénomène lui arrivait souvent. Il répondit avec quelque difficulté : « Je suis en classe préparatoire et j'habite en internat. Ça m'arrive chaque fois que je rentre chez mes parents le week-end. Comme je suis rentré trois week-ends de suite ce trimestre, c'est ma troisième… D'habitude, je me mets au lit et ça se passe. Mais là, ma mère est devenue hystérique et elle a insisté pour qu'on vienne ici… Elle sait pourtant que le lendemain tout a disparu. »

Ce qui complique les choses pour les migraineux des deux sexes, c'est que, pendant très longtemps, les médecins français n'ont pas fait le diagnostic, alors que c'est un des plus faciles qui soient. Un mal de tête qui fait dire « j'ai toujours eu ça, comme ma mère », déclenché par le vin blanc, le chocolat ou d'autres aliments, qu'on « sent venir », qui « empêche d'avaler quoi que ce soit », qui « gâche les week-ends » et qui rythme la vie, ça ne peut pas être autre chose qu'une migraine. Pourtant, beaucoup de migraineux ne sont pas soignés correctement. Ils continuent à prendre de l'aspirine ou du paracétamol qui ne les soulagent pas, alors qu'il existe des médicaments beaucoup plus efficaces ; ils ne prennent rien parce qu'ils vomissent alors qu'il existe des traitements très actifs en pulvérisations nasales ; ils ne savent pas qu'il faut prendre leur médicament dès qu'ils sentent leur migraine venir au lieu d'attendre « pour voir si ça passe » (s'ils ne font rien, justement, ça ne passera pas !) ; ils ne prennent pas de traitement préventif alors qu'ils font plusieurs crises par mois. Tout cela parce que la migraine n'est pas correctement diagnostiquée, expliquée, traitée par beaucoup de médecins.

Plus regrettable encore : trop de médecins oublient, ignorent ou en tout cas omettent de prévenir les patients concernés que la fréquence et l'intensité des migraines varient au cours de la vie. Beaucoup de femmes disent qu'elles n'ont pas de migraines pendant leurs grossesses. Le nombre de migraines peut en revanche augmenter au cours d'une période de fatigue ou d'anxiété accrue – problème de travail, maladie d'un proche, conflit conjugal. Cela ne veut pas dire que les migraines s'aggravent mais que leur déclenchement est rendu plus aisé par le stress. Au lieu de prendre trois fois par semaine des antimigraineux qui ne la soulagent pas, la patiente pourrait bénéficier d'un traitement de fond, un médicament qui, pris quotidiennement pendant quelques mois, espacerait les crises et en atténuerait l'intensité. Encore faudrait-il que le médecin le lui propose…

La migraine est bénigne, elle ne menace pas la vie, elle disparaît spontanément et ne nécessite pas d'examen complexe. Mais elle gâche la vie. Le principal écueil que rencontre le migraineux est que, comme il s'agit d'un phénomène *éminemment subjectif*, on ne traite pas ses migraines à leur juste mesure : soit on le surmédicalise en lui imposant des examens exagérés, soit on ne le prend pas au sérieux et il ne reçoit pas le traitement adéquat. La condition indispensable pour que le patient migraineux soit soigné correctement, c'est qu'il se fasse entendre et que le médecin accepte d'adapter le traitement aux fluctuations inévitables de ses crises, au fil du temps.

Malheureusement, il faudrait pour cela que cette maladie perde sa réputation de « manifestation hystérique » parce qu'elle est essentiellement féminine. On dit parfois que la migraine est « utilisée » pour éviter toutes sortes de corvées – du rapport sexuel à la présence au travail en passant par le repas de famille. Et même si des examens sophistiqués (l'IRM, en particulier) ont permis de visualiser ce qui se passe dans le cerveau au moment d'une migraine, aucun examen courant ne permet de vérifier qu'une migraineuse souffre à un moment donné : *pour se faire entendre, elle n'a donc que sa parole.* La tentation est donc grande de soupçonner les migraineuses de faire semblant. Il y a vingt-cinq ans, j'ai entendu un gynécologue, enseignant en faculté, déclarer en amphithéâtre : « L'orgasme, c'est comme la migraine, seule la femme sait ce qu'il en est… » Les femmes qui consultent de manière répétée pour des migraines qui leur gâchent l'existence sont encore trop souvent perçues par certains médecins comme des patientes revendicatives, insatisfaites et, donc, névrosées. S'ils souffraient comme elles, ne seraient-ils pas aussi revendicatifs et insatisfaits ?

Mal de tête ou « tumeur au cerveau » ?

Si la migraine, fréquente, est une pierre d'achoppement dans la relation médecin-patient, la tumeur cérébrale, beaucoup plus rare, l'est tout autant. Une personne souffrant de maux de tête entre dans un cabinet médical : « J'ai mal à la tête, docteur, j'ai peur d'avoir une tumeur au cerveau. » Parmi toutes les personnes qui viennent ainsi se plaindre, très peu, bien entendu, ont une maladie aussi grave : le mal de tête isolé n'est pas un symptôme caractéristique de tumeur cérébrale ; lorsque tumeur il y a, le mal de tête est rarement le premier symptôme et, plus rarement encore, un symptôme isolé. Ce qui peut provoquer un mal de tête en présence d'une tumeur, c'est l'augmentation de la pression à l'intérieur du crâne. Mais, bien avant qu'elle ne fasse mal, la tumeur provoque d'autres manifestations plus spectaculaires, angoissantes et pénibles qu'un simple mal de tête : crises d'épilepsie, troubles visuels, paralysies ou faiblesses d'une main ou d'un membre, troubles de l'audition, troubles de l'humeur, de la parole ou du langage. De plus, il n'est pas inutile de savoir que les trois quarts des tumeurs cérébrales sont des métastases, autrement dit des cellules provenant d'un cancer situé originellement dans un autre organe. Certes, il arrive que des métastases cérébrales fassent parler d'elles avant le cancer originel, mais ce n'est pas fréquent. Chez une personne en pleine santé, les maux de tête ont donc peu de chances d'être dus à une tumeur.

Même si le médecin peut facilement rassurer le (ou la) patient(e) après l'avoir soigneusement écouté(e) et examiné(e), le (ou la) patient(e) qui souffre demande à être soulagé(e). Et, comme la douleur, l'inquiétude mérite d'être prise en compte. La peur d'une tumeur cérébrale ne vient jamais du néant, elle est toujours ancrée dans une angoisse ou une expérience précise. Car lorsque nous nous croyons malade, nous élaborons de savantes constructions mentales pour donner à notre maladie fantasmatique une réalité encore plus grande.

Un monsieur habituellement très calme, très pondéré, et qui plus est en pleine forme, était venu me consulter parce qu'il se sentait fatigué. Après avoir tourné pendant vingt minutes autour du pot, il finit par me dire qu'il souffrait de maux de tête plusieurs soirs par semaine. Je lui demandai pourquoi il ne m'en avait pas parlé plus tôt. Il me répondit qu'il craignait que je l'envoie passer un scanner, que celui-ci montre une tumeur et signe ainsi son arrêt de mort… Je lui répondis au contraire que si le moindre doute existait, un scanner normal pourrait avoir pour vertu de le rassurer ! Puis, après lui avoir dit que ses maux de tête me paraissaient bénins, je lui demandai s'il avait pris de l'aspirine pour les calmer. Il me répondit : « Surtout pas ! Je me suis dit que si j'avais une tumeur, ça pourrait la faire saigner et me tuer encore plus vite ! » Ce patient n'avait pas de tumeur mais approchait de l'âge qu'avaient son père et son grand-père quand ils avaient succombé à une hémorragie cérébrale. Depuis qu'il était enfant, il avait toujours entendu dire : « Dans la famille, si t'es un homme, tu meurs du cerveau avant 50 ans. »

Mal de tête ou méningite ?

Qu'un enfant ait de la fièvre et tout le monde panique. Qu'il se plaigne de la tête et l'angoisse monte d'un cran. « Il ne va pas nous faire une méningite, quand même ? » La méningite est une maladie réelle mais, en France, sa réputation dépasse largement ses méfaits avérés. Qu'est-ce qu'une méningite ? C'est une infection des méninges, les membranes qui, à l'intérieur du crâne et de la colonne vertébrale, enveloppent et protègent le cerveau et la moelle épinière. Les méningites les plus graves sont provoquées par une bactérie, le méningocoque. Elles sont dramatiques mais rares : moins d'une dizaine de cas chaque année en France. D'autres méningites, plus fréquentes, sont dues à des virus, celui des oreillons, en particulier. Elles sont presque toujours bénignes et guérissent sans séquelle et sans traitement particulier. Les caractéristiques communes de toutes les méningites sont une fièvre élevée, des maux de tête, une confusion (le patient est abattu, somnolent, il délire), des vomissements. Dans certaines circonstances (une pneumonie, par exemple) les enfants, surtout parmi les plus jeunes, ont parfois un « syndrome méningé », c'est-à-dire les symptômes d'une méningite – fièvre, vomissements, torpeur, raideur de la nuque – sans méningite. Dès que la maladie est traitée, les symptômes disparaissent et en tout premier lieu la raideur de la nuque que le médecin recherche systématiquement.

Parmi les centaines de méningites diagnostiquées chaque année en France, très peu sont graves. Les méningites dues aux méningocoques tuent parfois en quelques heures, font l'objet d'alertes dans les médias (surtout lorsque la victime est un adolescent en pleine santé) et déclenchent la distribution d'antibiotiques à l'entourage de la victime et à ses camarades de classe. Cette attitude préventive a pour fonction de rassurer les gens plus que d'éviter une épidémie, qui survient surtout dans les populations en mauvaise santé et privées d'hygiène – ce qui n'est pas le cas de la France.

Une peur ancestrale

Pourquoi, alors que les méningites graves sont aujourd'hui rares, la peur d'une maladie qui tue moins que les accidents domestiques est-elle encore si intense ? Parce que cette peur est très ancienne. Les épidémies de méningite à méningocoques ont peu à peu disparu, au début du XXe siècle, avec l'amélioration des conditions d'hygiène. Mais il y a cinquante ou soixante ans, la tuberculose était encore endémique : un grand nombre d'individus étaient porteurs du bacille tuberculeux, qui ne se manifestait pas toujours par des symptômes pulmonaires. La tuberculose nourrit l'inconscient de l'humanité depuis très longtemps. Elle a laissé ainsi de nombreuses traces matérielles et symboliques : c'est pour la dépister qu'on a trop longuement imposé une radiographie pulmonaire systématique à toute personne hospitalisée, même si elle entrait pour accoucher ou se faire plâtrer une jambe ! C'est pour la prévenir qu'on impose à nos enfants des « tests tuberculiniques » répétés – et souvent inutiles parce qu'ils sont mal interprétés – dans les écoles primaires ; c'est son spectre qui plane au-dessus de la tête des petits lorsqu'ils ont la mauvaise idée d'empêcher leur mère de dormir en toussant la nuit. Et avant-guerre, quand un enfant faisait de la fièvre, se plaignait de la tête, devenait abattu et amorphe, le diagnostic le plus redouté était celui de *méningite tuberculeuse*. L'évoquer, c'était signer un arrêt de mort. Aujourd'hui, la tuberculose et ses complications les plus graves sont rares dans notre pays, mais la peur qu'elle suscitait est toujours là.

Attaque ou rupture d'anévrisme ?

L'autre grande peur symbolique que fait planer le mal de tête est celle de l'attaque cérébrale, que les médecins nomment « accident vasculaire cérébral » ou « AVC ». Un homme de 60 ans porte brusquement la main à son front et tombe à terre, le corps secoué de convulsions. Un vaisseau s'est bouché dans son cerveau. Il reste paralysé d'un côté et sa bouche tordue ne prononce plus que des mots sans signification.

Il y a trente ans, quand je faisais mes études, les patients grabataires à la suite d'un AVC étaient extrêmement nombreux dans les hôpitaux. La perspective d'une attaque inquiétait, inquiète toujours beaucoup ceux qui ont des parents âgés et les incitent à interroger fréquemment les médecins sur les mesures préventives ou les signes avant-coureurs qui leur permettraient d'éviter pareille situation. Heureusement, depuis vingt ou trente ans, la généralisation des traitements contre l'hypertension et de la prise d'aspirine à faible dose a permis de beaucoup diminuer la fréquence des accidents vasculaires cérébraux. Aujourd'hui, la menace qui plane sur les personnes de plus de 60 ans est plutôt représentée par la maladie d'Alzheimer.

La *rupture d'anévrisme* est plus angoissante et, symboliquement, plus dramatique encore parce qu'elle est tout à fait imprévisible et résonne comme une abominable injustice. Une femme de 28 ou 30 ans fait un effort pour déplacer un meuble. Soudain son visage se crispe, ses jambes se dérobent, elle s'affaisse et meurt de rupture d'anévrisme. Qu'est-ce qu'un anévrisme ? Une anomalie d'une artère. Les artères sont constituées de plusieurs parois superposées. Si la paroi extérieure de l'artère est fissurée, la paroi intérieure se glisse au travers et forme peu à peu un anévrisme, petite poche similaire aux hernies dans les pneus de bicyclette. Avec le temps, sous l'effet de la pression sanguine, l'anévrisme s'agrandit. S'il se trouve sur une artère du cerveau, dans la boîte crânienne, il s'agrandit lentement car il est contenu par les tissus environnants. Tôt ou tard, sa paroi s'amincit et se rompt. L'hémorragie qui s'ensuit est rapidement mortelle. Si les anévrismes des personnes de plus de 50 ans sont dus au vieillissement des artères, les anévrismes des jeunes gens sont plutôt la conséquence d'une malformation congénitale. La mort subite par rupture d'anévrisme est assez peu fréquente mais elle est psychologiquement dévastatrice lorsqu'elle frappe des personnes jeunes, chez qui rien ne la laissait présager. Dans l'entourage ou chez les proches, le chagrin se double d'une angoisse de mort imprévisible. La survenue de maux de tête rappelle inévitablement le décès brutal. Mais ce qui fait justement la brutalité des morts par rupture d'anévrisme, c'est que cet accident n'est le plus souvent précédé d'aucun symptôme et qu'on n'en soupçonne pas l'imminence.

Les symptômes avant-coureurs ne sont pas toujours des maux de tête mais plutôt des troubles de la vision, de la parole ou une faiblesse musculaire très peu de temps avant que l'anévrisme se rompe… Récemment, au cours d'une émission de radio à laquelle je participais, un auditeur racontait que sa compagne était décédée d'une rupture d'anévrisme. Il n'était pas avec elle, elle lui avait parlé au téléphone, avait mentionné un mal de tête. Il lui avait conseillé de prendre un calmant. Le lendemain, elle était morte. Les médecins n'avaient cependant pas jugé utile d'expliquer à cet homme, qui éprouvait un grand chagrin doublé d'un fort sentiment de culpabilité, le caractère absolument imprévisible et presque inéluctable de ce décès. Même s'il avait été auprès d'elle au moment où son anévrisme s'était rompu, rien ne dit qu'on aurait pu la sauver.

Mais si je n'ai rien de tout ça, pourquoi ai-je mal à la tête ?

Entre la racine des cheveux et le haut du cou, beaucoup d'organes – les yeux, les oreilles, les sinus – peuvent faire mal ; dans ces cas-là, les douleurs sont souvent très localisées et associées à d'autres symptômes. Les articulations qui, juste sous l'oreille, unissent la mandibule à la mâchoire supérieure peuvent également faire mal, mais la douleur varie en fonction des mouvements de la mâchoire. Une maladie inflammatoire des artères temporales – la maladie de Horton – peut provoquer des maux de tête, mais rarement avant 50 ans. Alors ? Alors il reste le mal de tête banal, commun, que les médecins nomment « céphalée psychogène » ou « céphalée bénigne », sans toujours donner à ceux qui souffrent une explication satisfaisante. Il en existe une, pourtant, et elle est simple. Ouvrez une encyclopédie et cherchez-y des planches anatomiques. Vous y verrez que le crâne, sous la peau qui le recouvre, est tapissé de muscles. Ces muscles s'attachent aux vertèbres, aux clavicules, aux os du thorax et servent à maintenir la tête en position verticale, à l'incliner de part et d'autre, à la tourner, etc. Maintenant, palpez-vous le crâne du bout des doigts, en appuyant un peu partout. Sous le cuir chevelu, vous sentirez des zones plus sensibles que d'autres : ce sont les muscles qui tapissent le crâne et les tendons qui les fixent à l'os. À la fin d'une journée harassante, ces muscles et ces tendons contractés font mal et vous disent que vous en avez… par-dessus la tête.

Et la tension ?

Ah oui, la tension ! Les médecins soutiennent que les patients souffrant d'une hypertension élevée n'ont pas mal à la tête. Les patients qui souffrent d'une hypertension légère déclarent que leurs maux de tête ont disparu dès qu'ils ont pris un traitement pour faire baisser leur tension. Il n'est pas possible d'affirmer ou de réfuter l'une ou l'autre version, pour une bonne raison : les maux de tête sont aussi fluctuants que la tension… qui n'est elle-même que le reflet, variable chez tout un chacun, de la pression du sang dans les vaisseaux sanguins. Le système sensoriel est si complexe, si mal connu, qu'on est obligé d'admettre que la perception du mal de tête varie d'une personne à une autre… et que, parfois, contre l'avis des médecins, l'élévation de la pression artérielle y est peut-être pour quelque chose.

Alors, c'est grave ?

En dehors de la migraine, facilement identifiée par ceux qui en souffrent, le mal de tête est un phénomène extrêmement courant : on estime que la quasi-totalité des individus ont eu, un jour ou l'autre, un mal de tête bénin. À quoi sait-on qu'un mal de tête est bénin ? Il est soulagé par des médicaments courants – aspirine, paracétamol, ibuprofène –, il disparaît après une nuit de sommeil, il ne s'accompagne d'aucun autre symptôme, son intensité n'augmente pas avec le temps et il se reproduit chaque fois de façon identique. Avant 35 ans, les maux de tête sont très rarement le signe d'une maladie grave et, à tout âge, plus de 90 % des maux de tête sont bénins…

Sinus et sinusite

« J'ai mal là, aux sinus », dit la patiente en se touchant le front juste au-dessus ou au-dessous de l'œil. Les sinus, ce sont des cavités situées dans l'épaisseur des os de la face. Comme le « vide sanitaire » qu'on ménage dans une cloison, ils servent de régulateur thermique : quand nous inspirons par le nez, l'air pénètre dans les sinus et s'y réchauffe avant de descendre dans les bronches et les poumons. Les sinus sont creux mais ils ne sont pas vides : comme les cloisons nasales, ils sont tapissés d'une « muqueuse », un tissu cellulaire qui capte les poussières de l'air et fabrique du mucus (un liquide épais) pour combattre les microbes. Ce mucus est produit en plus grande quantité en cas de rhume. Quand on se couche, il s'évacue par un orifice qui s'ouvre dans la cavité nasale. S'il y a beaucoup de mucus dans ses sinus, le patient a l'impression, quand il pose la tête sur son oreiller le soir, que ça « coule dans le fond de la gorge ». C'est ce phénomène qui fait tousser pendant la nuit les petits enfants enrhumés et qui inquiète tant leur mère. Quand un sinus est bouché par un rhume persistant, le mucus s'accumule à l'intérieur, s'infecte et provoque de la fièvre : c'est ce qu'on appelle une *sinusite aiguë*. La sinusite aiguë fait mal, les médecins n'en doutent pas. Ce dont ils doutent, c'est que les *sinusites chroniques* – c'est-à-dire lorsque les sinus sécrètent du mucus en permanence sans que celui-ci soit infecté – soient douloureuses. Et pourtant, des patients entrent chez le médecin en disant que leurs sinus leur font mal – depuis qu'il s'est mis à pleuvoir, par exemple. Cette sensibilité aux variations climatiques fait aussi dire aux personnes âgées qui « sentent » leurs articulations ou une ancienne fracture que « le temps va changer ». Parfois, les médecins les regardent avec un scepticisme qui n'est pourtant pas justifié. Quand un avion décolle ou quand un train passe dans un tunnel, les variations brusques de pression peuvent boucher les oreilles ou… faire mal aux sinus. Alors, pourquoi la chute de pression atmosphérique annonciatrice de pluie ne ferait-elle pas de même ? Mais le climat est trop imprévisible, trop capricieux pour faire partie des éléments de diagnostic d'un médecin…

J'ai mal aux yeux

Quand on décrit quelqu'un, on peut se passer de décrire les oreilles, le nez ou la bouche, mais on n'omet jamais de décrire les yeux. Les yeux, à eux seuls, en disent long. À quoi reconnaît-on l'intelligence ? À des yeux qui pétillent. À quoi devine-t-on la fatigue ? Aux paupières tombantes, aux poches sous les yeux. Comment sait-on qu'une personne a pleuré ? Quand on se regarde dans un miroir, que regarde-t-on, en premier, pour savoir si l'on a vieilli ? Les petites rides au coin des yeux. Dès qu'on touche à la prunelle de nos yeux – nos enfants, par exemple –, nos yeux lancent des éclairs…

Tout au long de la vie, les yeux font l'objet d'attentions et d'inquiétudes liées non seulement à leurs imperfections mais aussi à leurs attributs esthétiques. De sorte que, pendant la consultation d'ophtalmologie, on mêle le médical (« est-ce que je pourrai avoir 10 sur 10, docteur ? ») à la coquetterie (« des lentilles, ça ne serait pas mieux que des doubles-foyers ? Les doubles-foyers, c'est moche ! ») jusqu'à pousser à l'interventionnisme : « Et la chirurgie au laser, on en est où ? Vous en faites, vous ? »

Il faut dire que l'ophtalmologie est l'une des spécialités qui bénéficient des plus grands progrès techniques, l'une de celles qui entretiennent le plus l'espoir de réparations ou de traitements de pointe et l'une de celles qui provoquent les plus grandes frustrations. Elle touche à des domaines diagnostiques et thérapeutiques très variés : la surveillance des maladies chroniques comme le diabète, la réparation au laser de la rétine, les implants de cristallin artificiels ou encore la greffe de cornée. Aujourd'hui, on expérimente même des techniques informatiques destinées à remplacer les yeux des aveugles par des caméras branchées directement sur les zones visuelles du cortex cérébral. Mais à quoi sert tout ça quand on sait que de simples lunettes sont si mal remboursées !

« J'ai mal *aux yeux* » peut signifier « j'ai les yeux qui me grattent et qui pleurent » à cause d'une allergie ou « la lumière me fait mal », symptôme d'astigmatisme. Cela ne veut pas dire la même chose que « j'ai mal *à un œil* », conséquence d'une lésion superficielle – une poussière minérale ou métallique, une conjonctivite, une infection comme l'herpès ou le zona – ou d'une maladie interne. Quand un patient souffre d'un œil, les médecins pensent au glaucome aigu. Cette maladie grave mais peu fréquente est provoquée par une élévation brusque de la pression à l'intérieur de l'un des deux yeux. L'œil fait mal, il est rouge, les maux de tête sont violents, le patient vomit et sa vision est diminuée. Si la crise de glaucome aigu n'est pas traitée rapidement par des médicaments spécifiques, le patient peut perdre la vue de cet œil. Le glaucome chronique, plus fréquent, survient en revanche de manière plus progressive, les patients voient flou de temps à autre, ils ont parfois des maux de tête peu importants qu'ils attribuent… aux sinus ou à la tension. Ce glaucome est aujourd'hui facile à dépister : au cours de l'examen ophtalmologique, le spécialiste mesure la pression du globe oculaire grâce à un petit appareil à air pulsé…

Mais, le plus souvent, ce qui inquiète, ce n'est pas l'œil rouge de la conjonctivite ou la gêne parfois très douloureuse ressentie après qu'un corps étranger a éraflé la cornée. C'est le *trouble de la vision* : l'impossibilité de voir de loin qui pénalise l'enfant myope à l'école, les difficultés à voir de près qui apparaissent à partir de 40 ans. La baisse de notre vision témoigne de notre inexorable avancée dans le temps. La perspective de la perdre – en partie ou totalement – est parfois source d'une angoisse très forte que beaucoup de médecins ne mesurent pas. Nombre de personnes âgées se plaignent que leurs nouvelles lunettes ne les aident pas à voir mieux qu'avant. Et ils en veulent aux ophtalmologistes qui n'arrivent pas à leur rendre la vue alors qu'ils devraient en être capables, *avec tout ce qu'on arrive à faire aujourd'hui.*

Mon petit a mal aux oreilles

Comme les yeux, les oreilles sont des organes dont la valeur symbolique est grande mais dont le statut est ambigu. Tous les enfants ont des otites, dit la sagesse populaire, les oreilles ça fait mal, c'est toujours sale et ça se bouche. Quand elles sont bouchées, on est tenté de les traiter comme le nez : en y mettant des gouttes… mais, en plus, on n'hésite pas à enfoncer un coton-tige jusqu'au fond, comme le font les matelots en chargeant les canons dans les films d'aventures maritimes.

Quand nous étions enfants, on vérifiait notre hygiène à l'état de nos oreilles. Devenus adultes, nous trouvons qu'exposer nos oreilles (ou celles de nos enfants) à l'otoscope du médecin, c'est une situation délicate : « Est-ce qu'il va voir quelque chose ? Je me les (je les lui) nettoie tous les jours, mais est-ce qu'elles sont *vraiment* propres ? Et si elles ne le sont pas, que va-t-il penser de moi ? »

Bref, les oreilles sont de drôles d'organes : creuses et pleines à la fois quand on ne supporte plus le bruit (« j'en ai plein les oreilles… »), elles deviennent effrayantes quand elles font mal. Les rhumes font peur aux mamans parce qu'ils favorisent les otites, les otites font peur parce qu'on ne les voit pas et parce qu'elles ont longtemps représenté le type même de la douleur-symptôme qui exige un traitement pire que le mal.

Il n'y a pas si longtemps, la découverte d'une otite signifiait immédiatement qu'on devait emmener l'enfant hurlant à un oto-rhino-laryngologiste pour subir une paracentèse, c'est-à-dire un coup de stylet dans le tympan qui fait un mal à hurler. « Oui, ça fait mal, disaient les médecins, mais ça les soulage ! » Peut-être, mais à quels cris ! Il a fallu du temps aux médecins français pour apprendre que dans d'autres pays « civilisés » – la Grande-Bretagne, la Hollande, les États-Unis – on ne fait pas systématiquement de paracentèse, qu'on soulage la douleur des nourrissons et des enfants avec des anti-inflammatoires… et qu'ils guérissent aussi bien. Si l'otite continue à faire peur, alors qu'il s'agit le plus souvent d'une situation bénigne, n'est-ce pas parce que de nombreux adultes aujourd'hui en âge d'avoir des enfants ont été terrorisés et martyrisés, dans leur propre enfance, chaque fois qu'ils avaient une otite ?

On apprend bien à des non-médecins à faire des piqûres d'insuline ou à mettre un conjoint sous dialyse à domicile. Pourquoi n'apprendrait-on pas aux mamans d'enfants qui souffrent d'otites à répétition comment examiner un tympan ? Cela les tranquilliserait et leur éviterait d'avoir à courir chez le médecin à tout bout de champ.

Mon petit n'écoute pas à l'école, je me demande s'il entend bien

Entendre, c'est indispensable. Un petit qui n'entend pas ce qu'on lui dit, c'est un enfant menacé par le retard scolaire. Il n'y a pas si longtemps, on disait encore, y compris parmi les médecins, que les enfants sourds étaient « attardés » alors que la surdité n'a rien d'incompatible avec des études supérieures – les études supérieures, en revanche, ne sont pas très accueillantes pour les malentendants. On fait la chasse aux otites séreuses : l'enfant a « de la glu derrière le tympan », on demande à l'ORL de poser des yoyos – un petit tube qui permet à la « glu » de s'écouler à l'extérieur – et on multiplie les audiogrammes pour s'assurer que l'enfant récupère bien. Même quand c'est inutile. Car un parent qui ne s'est pas rendu compte que son enfant est malentendant est forcément un parent inattentif.

L'une de mes patientes avait un petit garçon de 2 ans qui criait sans arrêt. Il ne pleurait pas, il s'exprimait en criant. Ça gênait beaucoup l'entourage mais pas sa mère. Elle disait seulement qu'il était tout le temps dans la lune. Un jour où j'allais les voir, j'ai constaté en entrant que le gamin, qui tournait le dos à la porte, n'avait pas bougé quand j'étais entré. Certes, il était occupé à jouer, mais, à son âge, c'était étonnant. Il était sourd et criait parce qu'il ne s'entendait pas parler. Quant à sa mère, elle n'était pas gênée par ses cris car elle-même entendait mal mais n'avait jamais osé en parler à personne.

Et les oreillons ?

Les oreillons n'ont rien à voir avec les oreilles. C'est une maladie virale qui touche surtout les glandes parotides, situées juste derrière la mâchoire. Quand un enfant a les oreillons, ses parotides gonflent et le font ressembler à un hamster. Les parotides sont des glandes salivaires. Dès que l'enfant se met à manger, les parotides font mal, il pleure et il porte la main à l'arrière de la mâchoire, sous l'oreille…

J'ai quelque chose, là, dans la bouche…

Avec le sexe, la bouche est l'un des deux principaux organes du plaisir : les analogies et les relations entre sexualité et gastronomie ne manquent pas, ne serait-ce que parce qu'on a souvent envie de dévorer ce (celui/celle) que l'on convoite. Le mot « organe » n'est d'ailleurs pas tout à fait exact, car la bouche est un *ensemble d'organes* – des muscles, des muqueuses, une langue, des dents, des nerfs sensitifs et olfactifs –, tout comme le sexe, qui ne se résume pas à la cavité vaginale chez la femme ou au pénis chez l'homme. Ce qui est compliqué, avec la bouche, c'est qu'elle a beaucoup de fonctions différentes : aspirer, lécher, goûter, téter, mâcher, fumer, poser un baiser, faire la moue, donner de la voix, tenir un tournevis pendant que les mains sont occupées, déchirer un emballage récalcitrant ou cracher son dégoût. La bouche salive quand on a faim, elle est sèche quand on a très soif, elle peut sentir bon quand on vient de sucer un bonbon à la menthe ou exhaler des vapeurs méphitiques.

Plus qu'un organe, c'est une zone mystérieuse, d'une sensibilité extrême, que le goût d'un vin vieux ou d'un plat peut combler de plaisir ou qu'une écorchure provoquée par une miette de pain dur peut faire souffrir pendant trois jours. Autant dire que le patient qui se plaint d'avoir quelque chose dans la bouche met le médecin en mauvaise posture.

Les médecins ne sont pas véritablement instruits des complexités de la bouche ou plutôt de la « cavité buccale », terme consacré pour la désigner. Il y a, pour cela, une spécialité : la stomatologie. Elle n'entre que pour une toute petite part dans la formation médicale, qui insiste surtout sur les *parties* et non sur l'*ensemble*. Un médecin apprend ainsi à reconnaître les différentes formes d'angine et leurs conséquences catastrophiques. La plus connue est le rhumatisme articulaire aigu, maladie dont les non-médecins ont souvent quelque difficulté à comprendre la complexité topographique car elle commence dans les amygdales, provoque des rhumatismes aux poignets et aux chevilles et a pour principale complication... de détruire une valve cardiaque ! Le médecin apprend à prescrire du fluor aux enfants et à confier au dentiste les adultes qui n'en ont pas pris ; il apprend à rechercher un cancer de la langue chez le grand fumeur ou à faire le diagnostic d'un muguet (champignon) buccal. Mais on ne lui apprend pas à soigner ce qui inquiète les gens ou leur gâche la vie et le moral : les aphtes, la mauvaise haleine, le « mauvais goût dans la bouche », les gencives qui saignent au brossage des dents… et des sensations plus bizarres encore.

… *et ça me fait peur*

Je n'oublierai pas cette femme qui entra dans mon cabinet en me disant : « J'ai *quelque chose*, là, au fond de la bouche, *et ça me fait peur.* » Muni d'une lampe et d'un gant, j'ai eu beau examiner sa bouche, palper le moindre recoin où elle sentait ce « quelque chose », je n'ai rien trouvé.

« Vous ne voyez rien ? demandait-elle désespérée. C'est là, pourtant, je le sens bien. » C'était très étrange. Intrigué et perplexe, je me suis assis face à elle et, pour gagner un peu de temps, je lui ai demandé, machinalement : « Cette gêne, quand l'avez-vous ressentie pour la première fois ? » Sans prendre le temps de réfléchir, elle s'est mise à raconter, que quelques semaines plus tôt, alors qu'elle se trouvait à son travail, elle avait vu entrer un salarié de son entreprise, venu apporter un dossier à une de ses collègues de bureau. Elle ne le connaissait pas, le croisait de temps à autre dans les couloirs. Mais en le voyant là, à quelques mètres, penché sur le dossier qu'il commentait, elle s'était mise à penser brusquement : « Comme j'aimerais faire l'amour avec cet homme ! » Bouleversée par un désir aussi violent qu'inattendu, elle s'était mordue l'intérieur de la joue. La morsure avait disparu. Ce quelque chose au fond de la joue qui lui faisait peur, c'était en quelque sorte la trace sensible, mais invisible, de son émotion. Ma lampe de poche ne m'aurait pas permis de voir cette cicatrice-là.

À s'en décrocher la mâchoire

Je me souviens d'une autre patiente qui était venue me voir après s'être décroché la mâchoire. Ce jour-là, la salle d'attente était vide : peut-être était-ce dans les premiers temps de mon installation, quand je passais parfois des heures à lire avant que le téléphone sonne ou que la porte de la salle d'attente s'ouvre. Quand elle est entrée, j'ai eu du mal à me retenir de rire. Avoir la mâchoire de travers, c'est humiliant, et mon envie de rire était défensive : j'étais aussi gêné qu'elle. Elle avait bâillé un peu trop fort, elle avait entendu une sorte de craquement et elle s'était retrouvée comme ça, le menton en avant, la bouche ouverte et irrémédiablement bloquée. Elle avait du mal à parler. C'était pénible physiquement et moralement. En tant que médecin de la commune, j'étais le soignant le plus proche. Elle n'avait pas envie de se rendre à l'hôpital ni chez le dentiste, qui exerçait à plusieurs kilomètres. J'ai bêtement essayé de lui refermer la bouche en appuyant sur le menton, mais bien sûr ça ne marchait pas. Je lui palpais désespérément la mandibule pour essayer de comprendre ce qui se passait et je ne comprenais rien. Je me trouvais stupide et incompétent et je me vis bientôt obligé de l'envoyer à l'hôpital où elle n'avait vraiment pas envie d'aller. Avec beaucoup de bon sens, elle marmonnait : « C'est arrivé tout seul, alors vous devez sûrement pouvoir arranger ça. » Finalement, j'ai eu la présence d'esprit d'ouvrir mon manuel d'anatomie et j'ai compris ce qu'il fallait faire. Je vous l'explique, au cas où cela arriverait à quelqu'un de votre entourage. J'ai assis la patiente sur une chaise, en lui demandant de tenir la tête bien droite. J'ai enfilé des gants en caoutchouc, je me suis mis face à elle, j'ai glissé mes pouces à l'intérieur de la bouche, je les ai posés au fond, sur ses molaires et, tout en maintenant la mâchoire, j'ai appuyé doucement mais fermement vers le sol. Les muscles contractés qui maintenaient la mandibule bloquée en mauvaise position se sont détendus, les articulations ont doucement basculé vers l'arrière et réintégré leurs alvéoles, et ma patiente s'est écriée avec soulagement : « Ah, ça va mieux ! » La même personne s'est de nouveau luxé la mâchoire à deux ou trois reprises pendant les mois suivants. Chaque fois, elle revenait me voir. Je lui proposais de montrer la manœuvre à son mari, mais elle disait que ce n'était pas la peine, qu'elle préférait que je le fasse, moi. Je n'ai jamais cessé de m'interroger sur la confiance qu'elle m'avait faite et qui m'a permis de découvrir sur elle un geste que personne ne m'avait jamais enseigné, ni décrit.

Ces deux histoires tournent autour du même organe et leurs résolutions – l'une mécanique, l'autre psychologique – sont à l'opposé : comment mieux illustrer le fait que, dans une même zone du corps, les symptômes peuvent traduire des maladies très différentes, que le travail du médecin ne se fait jamais sans la confiance du patient… et qu'il nécessite parfois une bonne dose d'innocence, chez l'un comme chez l'autre ?

C'est sûrement les dents

Pour les adultes, les dents ne sont pas des organes. Les femmes les assimilent à des attributs esthétiques : elles doivent être blanches et bien alignées, au point que le nombre de prothèses, procédures, systèmes et matériaux destinés à les faire pousser comme il faut – comme le dentiste dit qu'il faut – sont légion. Les hommes auraient plutôt tendance à les négliger. Quand elles font mal, ils minimisent, ils temporisent, ils évitent absolument d'aller chez le dentiste…

Le médecin se sent souvent impuissant quand il s'agit des dents : presque tout ce qui les concerne relève du dentiste, à part peut-être l'abcès dentaire pour lequel le patient est renvoyé au généraliste : « Demandez-lui de vous prescrire des antibiotiques, je ne peux rien faire tant que l'infection n'est pas traitée… »

Cela n'empêche pas les mamans, dès la naissance de leur bébé, de profiter d'une consultation chez le généraliste pour lui demander de faire un pronostic. « Sucer son pouce, ça ne risque pas de lui déplacer les dents et de lui déformer le palais… ? Sa première incisive a poussé en haut, et pas en bas. C'est normal… ? Est-ce qu'il aura la mâchoire assez grande pour accueillir toutes ses dents ? Moi, il a fallu m'enlever les molaires du fond, j'en pleure encore tellement j'ai eu mal. »

Souvent, le médecin est aussi désarmé que le patient. Il reconnaît que, lui non plus, il n'y connaît rien. Il est cependant un domaine dans lequel maman, bébé et médecin sont solidaires et dont le dentiste est exclu : celui de la *poussée dentaire*.

Pris d'une fièvre brusque et secoué de larmes sans pouvoir être consolé, le bébé – une fois qu'on a éliminé l'otite – est, a priori, suspect de « faire ses dents ». Ce diagnostic populaire est fondé sur l'observation commune qui veut que, vingt-quatre heures après une poussée de fièvre, la gencive d'un bébé s'orne d'une dent supplémentaire. Ce diagnostic « rétrospectif » est donc, peu à peu, devenu un diagnostic par anticipation. Pendant longtemps, les médecins n'ont pas su quoi répondre à cette affirmation péremptoire des mères, qui avaient elles-mêmes reçu l'explication de leur mère, de leur grand-mère ou de leur nourrice. Mais ils doutaient : comment la pousse d'une dent au travers d'une gencive toute mince pourrait-elle bien provoquer une fièvre élevée et des pleurs inconsolables alors que la poussée des molaires, plusieurs années après, est le plus souvent indolore chez la plupart des enfants ? Depuis dix ou vingt ans, tout de même, on a fini par donner aux étudiants en médecine une explication rationnelle au phénomène : ce n'est pas la dent qui fait la fièvre mais l'inverse. Une poussée de fièvre est chose courante, banale, chez un nourrisson : c'est ainsi que son organisme réagit aux innombrables virus – aériens, le plus souvent – contre lesquels il doit s'immuniser pendant les deux premières années de sa vie. Une élévation brusque de la température, ça fait mal partout. Pensez à ce que vous ressentez quand vous avez la grippe ! Pas étonnant alors que le bébé pleure ! Or la fièvre accélère la croissance des tissus et, en particulier, la sortie des dents ! Il n'est donc pas surprenant, chez un nourrisson dont les dents affleurent déjà la gencive et ne demandent qu'à sortir, que l'une d'elles apparaisse le lendemain de la poussée de fièvre. *La sortie de la dent est la conséquence de la fièvre* et non sa cause.

Mais d'ici à ce que tout le monde en soit convaincu, les poules auront des dents et les enfants continueront à faire les leurs.

LA GORGE, LE COU

Deux mots dont les limites floues se chevauchent sans qu'on sache exactement où l'un commence et où l'autre se termine. On peut serrer le cou de quelqu'un ou le prendre à la gorge, c'est le même geste, mais ça n'a pas exactement le même sens. Autrefois, le mot « gorge » désignait la poitrine féminine, d'où le soutien-gorge.

Mal à la gorge, mal de gorge

Quand on dit aujourd'hui « j'ai mal à la gorge » ou « au fond de la gorge », on désigne un intérieur, alors que « j'ai mal au cou » désigne un extérieur. Cette distinction, les médecins la comprennent. Mais dans leur vocabulaire, le mot gorge et le mot cou n'ont pas d'existence précise. Ils connaissent le *pharynx* – la zone qui se trouve à l'arrière et au fond de la bouche – et la *région cervicale* – la zone qui unit la tête au thorax –, ils cherchent à rapporter les symptômes invoqués par les patients à ces zones anatomiques.

L'*angine* est un diagnostic facile pour le médecin et pour le patient : n'importe qui peut le faire en ouvrant la bouche devant un miroir : les amygdales rouges ou recouvertes de sécrétions blanches sont gonflées au point de se coller à la luette – le machin qui pendouille au milieu – et font mine d'obstruer la gorge.

La *pharyngite* – une inflammation de tout le pharynx, pas seulement des amygdales – est plus équivoque. Le patient a mal mais il arrive que médecin ne voie rien de particulier ou ne soit pas en mesure de dire si ce pharynx est plus rouge que d'habitude : il aurait fallu qu'il examine le patient avant sa pharyngite, pour comparer... Quand le patient est enrhumé ou fiévreux, le médecin et lui s'accordent pour dire que c'est probablement un virus. Quand il n'a apparemment rien d'autre qu'une douleur au fond de la gorge qui le « gêne en avalant », le médecin est tenté de déclarer « ce n'est rien » ou « vous n'avez rien », car il ne *voit* rien. On n'enseigne pas, en faculté de médecine, que le fond de la gorge peut faire mal *plusieurs heures avant* qu'un rhume ou une bronchite se déclarent et que, dans les cabinets médicaux, on reçoit des patients n'ayant encore aucun signe d'infection mais qui *ont déjà mal.* Quand plus tard le rhume se déclenche, le patient, d'abord frustré d'avoir été renvoyé dans ses quartiers avec un haussement d'épaules, se sent bête à l'idée d'avoir eu peur d'un rhume, mais il en veut aussi à son médecin de n'avoir pas su prévoir ce qui allait lui arriver.

La boule dans la gorge

On la décrit en avalant sa salive et en se tenant la pomme d'Adam. Cette « boule » se situe apparemment plus bas que le « mal de gorge » et, souvent, le médecin oscille entre deux options extrêmes : s'il s'agit d'une patiente, c'est une angoissée chronique ; si c'est un patient – et surtout s'il fume et boit un peu trop –, c'est peut-être un cancer du pharynx ou de l'œsophage. Autant dire que, souvent, il passe à côté d'une réponse intermédiaire qui aurait le mérite de ne pas infantiliser les femmes et de ne pas condamner les hommes : dans le cou comme dans le reste du corps, les muscles peuvent être sensibles et douloureux parce qu'on est fatigué, tendu ou soucieux. On peut ne pas savoir – parce que ça n'est jamais arrivé auparavant – que l'inquiétude provoque des symptômes qui s'accentuent avec les heures. Bref, on peut ne pas se savoir angoissé et ne pas faire tout de suite le rapprochement entre la cause (l'angoisse) et l'effet (la boule dans la gorge). L'angoisse est une chose sérieuse. Malheureusement, la boule dans la gorge n'est pas souvent prise au sérieux par les médecins.

L'arthrose cervicale

Tout le monde, ou presque, a souffert de torticolis. Un muscle du cou se met à faire mal parce qu'on a un peu trop allongé le bras pour aller chercher quelque chose sous un meuble, parce qu'on a fait un faux mouvement, voire sans raison : on se réveille avec un mal de chien et le médecin déclare que c'est un torticolis « viral ». C'est dangereux, les virus, ça peut être responsable des maladies les plus abominables... et des torticolis. On a mal, mais on prend de l'aspirine, on s'enveloppe le cou dans un foulard ou dans une minerve – les médecins parlent de « collier cervical » – et ça finit par passer.

Le mal au cou permanent, en revanche, est plus insidieux. Il fatigue. Par analogie avec les « lombaires », responsables de la sciatique, on attribue aux « cervicales » la responsabilité des douleurs permanentes du cou – les médecins parlent d'ailleurs de « cervicalgies ». Pour le prouver, on demande au médecin de prescrire une radio. Sur le compte rendu, le radiologue mentionne des « *signes d'arthrose cervicale* ». À ce moment-là, le patient comprend (à tort) qu'il souffrira tout le reste de sa vie...

L'« arthrose cervicale » est en effet le prototype de la maladie artificielle créée autour de symptômes réels mais attribués à des images mal interprétées. Je m'explique : une vertèbre, c'est un os. Un os ne fait pas mal, sauf s'il est infecté ou cassé. Les vertèbres reposent les unes sur les autres par l'intermédiaire de zones plates qui servent d'articulations. À partir de 40 ans, le vieillissement naturel des articulations se voit à la radiographie : ce que les médecins nomment « arthrose cervicale », c'est ce vieillissement articulaire, aussi banal et inévitable à cet âge que le sont les rides ou l'embonpoint. La plupart des individus de plus de 40 ans ont de l'arthrose cervicale mais n'ont pas mal au cou. Cependant, beaucoup de gens qui se plaignent de douleurs du cou permanentes ont plus de 40 ans... et de l'arthrose cervicale, comme tout le monde. De là à dire que l'arthrose cervicale était responsable des douleurs, il n'y avait qu'un pas que les médecins français ont longtemps franchi de manière abusive. Comme les muscles de la nuque et du crâne, les muscles du cou travaillent sans cesse et en viennent à concentrer sur eux, tels les haubans d'une mâture, toutes les « tensions » du quotidien. Ce sont ces muscles qui, contractés en permanence, font mal, non les vertèbres. Aujourd'hui, les facultés de médecine ne disent plus que l'arthrose cervicale est source de douleurs, mais on continue à prescrire des radiographies répétées, des décontracturants, des anti-inflammatoires et des séances de kinésithérapie à des quadragénaires qui auraient peut-être seulement besoin de prendre quinze jours de vacances, voire de changer de travail ou de conjoint, mais n'en ont pas la force ou pas les moyens.

J'ai (mon enfant a) une grosseur dans le cou

La grosseur (la « glande ») dans le cou fait peur, comme toutes les « grosseurs » qu'on se découvre sous la peau, en faisant sa toilette ou en palpant une zone qui, jusque-là, ne faisait pas l'objet d'autant d'attentions. Le cou est probablement la région du corps où il est le plus facile de se découvrir des grosseurs ou d'en découvrir aux autres, en particulier aux enfants. Ces grosseurs, le plus souvent, sont des ganglions lymphatiques, petites glandes de la taille d'un pois, disposées en chapelet sur toute la hauteur du cou, sous les muscles, mais qui en général restent discrètes.

Dans le langage courant, le mot *ganglion* est inquiétant : on dit d'une personne souffrant d'un cancer « généralisé » que ses « ganglions sont pris ». Au cours des années 70, les discours volontaristes affirmaient que, dans un délai de vingt ans, le cancer serait vaincu et insistaient déjà sur le dépistage précoce. Une des maladies qui frappaient le plus l'imagination à l'époque était la maladie de Hodgkin : elle atteint des individus jeunes et se manifeste par le grossissement monstrueux de tous les ganglions du corps. Bref, un ganglion est toujours suspect d'être le signe d'une maladie cancéreuse. Mais les ganglions lymphatiques sont d'abord, et avant tout, des « usines de traitement » des cellules mortes et des microbes. Il s'en trouve partout sur et dans le corps, et leur taille peut augmenter en fonction des circonstances. Quand un enfant a de la fièvre ou une maladie virale, ses ganglions gonflent pour détruire les microbes responsables de l'agression. L'enfant guérit mais la mère découvre en lui passant le gant de toilette sous le menton des « glandes » qui n'étaient pas là auparavant. Ils n'étaient pas aussi gros, c'est vrai. Mais ils étaient déjà là et ils ne dégonfleront pas de sitôt. Au fur et à mesure de la croissance, on les sentira moins, c'est tout. Cependant, il est difficile d'empêcher les femmes de s'inquiéter des ganglions qu'elles découvrent dans le cou de leurs enfants alors qu'on les incite à tout bout de champ à s'examiner elles-mêmes les seins et les aisselles – puisque tout le monde sait aujourd'hui qu'un cancer du sein peut s'accompagner de ganglions sous le bras.

LES POUMONS, LA RESPIRATION

Respirer, on n'y pense pas, on le fait sans réfléchir, jusqu'au moment où l'on en est empêché. Nez bouché, bronchite, crise d'asthme, on découvre alors seulement à quel point respirer fait partie de notre vie quotidienne. Et l'on a peur de suffoquer.

J'en ai marre de tousser / de l'entendre tousser

« À quoi ça sert, la toux, sinon à emmerder le peuple et à empêcher ma femme de dormir ? » me demandait un vieux monsieur qui souffrait depuis des années d'une bronchite chronique. Il souffrait moins de sa propre gêne – à laquelle il était habitué – que de troubler le sommeil de sa femme. Elle, en revanche, avait du mal à dormir, non quand il toussait mais quand il ne toussait plus. Elle se réveillait en sursaut, effrayée à l'idée qu'il puisse s'arrêter de respirer. Alors elle le secouait.

Lui remuait à peine, hochait la tête, se raclait la gorge pour la rassurer et se rendormait.

Les enfants en pleine santé qui toussent le soir, une demi-heure après s'être endormis, ou le matin, une heure avant l'heure du lever, ne peuvent pas rassurer leur mère. Même quand on explique qu'un petit enfant souvent enrhumé tousse parce que les sécrétions du nez coulent plus volontiers en arrière (dans la gorge) qu'en avant (par le nez), l'inquiétude maternelle perdure. Un enfant qui tousse à l'école ou en se réveillant de la sieste, sa mère s'en occupe mal (d'ailleurs, il ne mange rien...). « Est-ce que tousser comme ça, la nuit, ça ne le fatigue pas ? Est-ce qu'il ne risque pas d'étouffer ? » Les enfants qui toussent inquiètent leur mère parce que, dans l'inconscient collectif, une toux permanente est synonyme de maladie chronique – en particulier de tuberculose. La « phtisie » des temps anciens est rare aujourd'hui en France, mais non la crainte ancestrale qui nous habite, comme la peur de la coqueluche, alors même que la plupart des enfants sont vaccinés. On entend les mères dire « il tousse beaucoup, docteur, d'ailleurs, il a des *quintes* », sans qu'elles sachent toujours que la quinte de toux – cinq efforts de toux successifs – était caractéristique de la coqueluche. Grâce à leur inscription dans le langage courant, les maladies font parler d'elles bien après qu'elles ont disparu.

Il me fait de l'asthme

L'asthme, c'est une autre histoire. Dans l'imaginaire populaire, c'est la maladie psychosomatique par excellence : les enfants sont asthmatiques parce qu'ils ont été trop couvés par leur mère, les adultes font des crises d'asthme parce qu'ils sont stressés ou contrariés, les grands écrivains (voyez Proust) sont asthmatiques. Les médecins sont catégoriques : l'asthme est une maladie respiratoire chronique favorisée par un terrain allergique, « une tendance à l'allergie », dirait-on dans la rue, et qui apparaît le plus souvent dans l'enfance pour durer en général toute la vie. L'asthmatique est beaucoup plus menacé par les acariens, la pollution et les champignons microscopiques que par les mères abusives ; le traitement médical est très efficace à condition d'être bien suivi par le patient.

Personnellement, je suis plus nuancé : l'asthme est, certes, une maladie chronique, mais j'ai connu beaucoup d'adolescents qui, arrivés à l'âge adulte, cessaient d'un jour à l'autre de faire leurs trois crises mensuelles. Les traitements préventifs de l'asthme sont très efficaces mais beaucoup d'asthmatiques refusent de les prendre parce que ça leur rappelle qu'ils sont malades… et ils ne font pas plus de crises pour autant ; je ne sais pas comment le stress influe sur l'asthme, mais j'ai connu un avocat asthmatique qui n'avait jamais de crise quand il plaidait, et un homme d'une trentaine d'années qui vivait dans l'Est et qui ne faisait de crise d'asthme qu'une fois par an, lorsqu'il rendait visite à ses parents. Quant au boulanger qui m'appelait au moins une fois par semaine, de nuit, quand je remplaçais son généraliste, ses crises étaient-elles déclenchées par son allergie à la farine de blé... ou par ses soucis financiers ?

L'asthme est une maladie spectaculaire parce qu'elle se fait entendre. Les nourrissons qui « sifflent » impressionnent leur entourage, même s'ils sont vifs et alertes. Une bronche de bébé, c'est très fin, c'est vite encombré, ça siffle tout de suite. Quand un nourrisson « siffle », ce peut être parce qu'il a une bronchiolite – cette bronchite virale qui entraîne chaque année tant d'hospitalisations – ou parce qu'il fait de l'asthme. À moins qu'il ne s'agisse d'une « bronchite asthmatiforme », ce terme imprécis qui permettait autrefois au médecin de patienter pour voir si, une fois guéri, le bébé cesserait de siffler.

Il n'en reste pas moins vrai que, chaque année, des dizaines d'asthmatiques meurent d'une crise d'asthme qui n'a pas été prise au sérieux et soignée à temps. On peut se demander pourquoi. Les spécialistes invoquent, sans doute à juste titre, les traitements inappropriés ou mal suivis. Pour ma part, j'ai toujours été gêné d'hospitaliser de force des asthmatiques qui refusaient vivement de l'être. Mais je me souviens d'une adolescente et d'un adulte asthmatiques qui, tous deux, à quelques mois d'intervalle, me révélèrent que passé un certain stade, ils ne se sentaient plus oppressés par leur asthme mais se mettaient « à planer ». Quand ils en étaient là, plus rien n'avait d'importance, ils n'avaient pas peur, ils n'y pensaient pas. C'était leur entourage qui s'inquiétait et les faisait soigner. Eux, ils se seraient bien laissé aller...

Depuis, je demande toujours calmement aux asthmatiques en crise s'ils ont le sentiment de « planer », ne serait-ce qu'un peu. Quand ils me répondent par l'affirmative ou s'ils hésitent avant de répondre, je les colle dans une ambulance sans discuter.

J'ai la respiration qui se bloque

Cette plainte-là, les médecins ont beaucoup de difficulté à la comprendre. Ou, plutôt, à entendre la sensation qu'elle met en mots. Quand quelqu'un déclare, la main sur la poitrine « je me sens oppressé(e) », on sait que c'est synonyme de « je me sens angoissé(e) ». Cela ne veut pas nécessairement dire que les poumons ne fonctionnent pas bien. Mais quand une patiente dit qu'elle ne parvient pas à inspirer « à fond » et que « ça se bloque », le médecin reste perplexe. Il demande de lui montrer ce mouvement qui ne se fait pas jusqu'au bout. Elle inspire puis s'arrête brusquement, comme si quelque chose se bloquait dans sa poitrine : « Là, vous voyez ? » Oui, il voit bien ce qu'elle fait : elle bloque sa respiration, comme on le fait, par exemple, pour arrêter le hoquet. Mais il ne comprend pas ce que ça lui fait car *il n'est pas dans son corps*. Et il a beau chercher dans tout ce qu'il a appris, il ne voit pas à quoi cela peut correspondre… Ne serait-ce que parce qu'on ne peut pas gonfler ses poumons indéfiniment ! La cage thoracique ne se dilate pas au-delà de certaines limites, alors il est inévitable qu'une fois ces limites atteintes, on ne puisse plus inspirer… D'ailleurs, le médecin lui en fait la démonstration :

« Regardez ! Moi non plus je ne peux pas inspirer au-delà d'une certaine limite…

– Oui, mais vous allez beaucoup plus loin ! Moi, en ce moment, j'ai l'impression que je vais *manquer d'air*… »

Il ronfle et ça me fatigue

Un homme qui ronfle, surtout s'il est un peu enveloppé, c'est chose courante. L'homme qui ronfle a longtemps été considéré comme un bon vivant. Il fait partie du folklore, comme l'officier allemand près duquel Louis de Funès ne parvient pas à trouver le sommeil dans *La Grande Vadrouille*. Le ronflement est envahissant, il réveille le conjoint, l'empêche de s'endormir ou de se rendormir. Pendant longtemps, les traitements demandés au médecin étaient destinés à retrouver le sommeil sans devoir faire chambre à part ou divorcer. Depuis quelques années, le ronflement s'est fortement médicalisé, surtout lorsqu'il s'accompagne d'apnées (pauses respiratoires) pendant le sommeil : les enfants qui ont des amygdales très grosses à la suite d'angines répétées et de rhumes fréquents ronflent la nuit et, parfois, font des apnées du sommeil qui durent dix ou vingt secondes. Le matin, ils sont somnolents, fatigués. S'ils sont tout petits, ils ne prennent pas de poids. Plus grands, leurs résultats scolaires s'en ressentent. L'adulte qui souffre d'apnées du sommeil est fatigué au réveil, irritable pendant la journée et s'assoupit dès qu'il s'avachit dans un fauteuil. Charles Dickens en a fait une description mémorable sous les traits de son personnage, Mr. Pickwick, et les Anglo-Saxons ont donné au syndrome d'apnée du sommeil le nom de *Pickwick Syndrome.* Au fil des années, le patient peut souffrir d'hypertension, de troubles de la mémoire, d'impuissance. À l'évocation de cette pathologie nouvelle – il y a vingt ans, on ne la connaissait pas – les médecins proposent de pratiquer des enregistrements du sommeil, des interventions chirurgicales ou une oxygénothérapie nocturne. Si, après avoir passé la nuit avec un masque à oxygène à pression positive sur le nez, vous vous réveillez moins fatigué qu'avant, c'est bon signe…

Heureusement, les apnées du sommeil ne concernent qu'une minorité des ronfleurs. Ce qui est préoccupant, encore une fois, ce n'est pas le ronflement, mais *l'apnée*, la pause respiratoire. Cinquante pour cent des plus de 50 ans ronflent mais tous ne font pas des apnées. Tous les ronfleurs, en revanche, alternent les phases de ronflement sonores et les phases de respiration normale presque silencieuses. Cela ne signifie pas qu'ils s'arrêtent de respirer. Quand vous vous demandez si votre enfant ou votre voisin de lit font des apnées du sommeil, prenez un chronomètre ou une montre à trotteuse et mesurez les pauses que vous croyez entendre. Une vraie pause respiratoire est suivie par une inspiration brusque, comme si le dormeur sortait de l'eau, et d'un ronflement sonore. S'il ne cesse pas complètement de respirer pendant au moins dix secondes – et dix secondes, c'est long – poussez-le doucement sur le côté pour qu'il ronfle moins fort et rendormez-vous l'esprit tranquille.

LE CŒUR

J'ai mal au cœur

Je vous entends penser : « Qu'est-ce que ça vient faire là ? » L'expression ne désigne pas le cœur mais l'estomac ! Avoir mal au cœur ou « le cœur au bord des lèvres », c'est avoir la nausée, envie de vomir. Mais le langage ne se soucie pas toujours de précision anatomique ou médicale. Et pas seulement en français, d'ailleurs : en anglais, *heartburn* – littéralement « brûlure du cœur » – signifie « brûlures d'estomac, difficulté à digérer ». L'expression est tellement ancrée dans le langage courant qu'elle induit parfois les médecins en erreur quand les symptômes sont pris un peu trop au pied de la lettre. Car les nausées, les brûlures d'estomac, le « mal au cœur » peuvent aussi être des symptômes… cardiaques, au tout début d'un infarctus du myocarde. Quand ils surviennent chez un homme qui a depuis longtemps des troubles digestifs la seule chose qui met parfois le médecin sur la voie, c'est d'entendre dire : « *Je n'ai jamais ressenti ça auparavant.* » Ici encore, comme en de nombreuses autres circonstances, les mots qui suggèrent le diagnostic au médecin ne sont pas ceux qui nomment le symptôme mais ceux qui décrivent les sensations du patient.

J'ai mal, là, du côté du cœur

Cette phrase-là, je l'ai souvent entendue prononcer par un homme jeune, la nuit, à son domicile. Quand c'était une femme, elle disait plutôt : « *J'ai mal sous le sein gauche.* »

Souvent, quand j'arrivais, il était allongé tout habillé sur le lit ou sur le canapé du salon. Ça l'avait pris une demi-heure ou une heure plus tôt : un serrement entre les côtes, à gauche, qui augmentait quand il inspirait un peu fort et lui coupait la respiration. Sa femme s'était inquiétée et elle m'avait appelé.

Parfois, c'était un homme un peu plus âgé, 40 ou 45 ans, un peu enveloppé ou un peu trop actif, toujours sur les routes, toujours rentré tard, qui se mettait à se demander s'il ne devrait pas faire de l'exercice et arrêter de fumer et venait me voir pour le même genre de douleur, sur le côté gauche du thorax. Et me demandait un *check-up*.

Dans la journée, les sensations désagréables sont faciles à oublier. Le cerveau ne peut pas intégrer mille informations sensorielles à la fois. Sauf étiquette qui gratte ou élastique qui frotte, on ne sent pas les vêtements qu'on a sur le dos. Quand on a mal quelque part, on prend un cachet, on se concentre sur autre chose, le monde entier est là pour détourner notre attention. On n'apprend pas aux enfants (donc aux futurs adultes) que la plupart des douleurs quotidiennes sont d'origine musculaire. On ne leur apprend pas non plus que, lorsqu'une douleur apparaît, le cerveau peut soit l'oublier, soit la « fixer », selon la manière dont on la ressent. Un exemple : ce bouton que vous n'aviez pas vu sur votre nez hier soir et qui vous saute aux yeux ce matin. Eh bien, il suffit que vous le touchiez deux ou trois fois pour que votre cerveau l'enregistre et que vous vous mettiez à le sentir en permanence, comme s'il occupait votre visage tout entier... D'ailleurs, vous allez périodiquement vérifier dans la glace qu'il n'a pas triplé de volume.

La nuit, toutes les sensations prennent une autre dimension. Les symptômes les plus discrets deviennent infiniment angoissants. La fatigue de la journée fragilise, elle colore tout en noir et le déroulé du journal d'information n'arrange rien. Les douleurs réapparaissent quelques heures après le comprimé d'aspirine ou de paracétamol qui les a fait oublier. L'angoisse redouble sous l'effet de l'énervement, de la découverte des factures dans le courrier, du coup de téléphone agressif ou désespéré d'un parent ou d'un ami. À ce moment-là, la douleur prend des proportions inquiétantes, insupportables... Celui qui souffre se dit que ça va passer, mais ça ne passe pas. Sa compagne le voit prostré dans son fauteuil et l'entend dire : « J'aurais dû t'écouter et faire du sport, maigrir, bosser moins, arrêter de fumer. » Elle demande : « Pourquoi dis-tu ça maintenant, ça ne va pas, qu'est-ce que tu as ? » Et l'angoisse montant, on fait venir le médecin.

Quand j'étais appelé auprès d'un homme dans cette situation, je lui prenais la tension et le pouls, j'écoutais soigneusement et longuement le cœur avec mon stéthoscope, puis je me mettais à palper, du bout des doigts, les espaces entre les côtes et j'appuyais. Il y avait toujours un moment où l'homme sursautait. « C'est là ! » Et je disais : « Alors, ce n'est pas le cœur… »

Le cœur, quand il est malade, ne produit pas des douleurs à gauche, mais au milieu du thorax. Les hommes qui souffrent d'infarctus – une asphyxie du muscle cardiaque lorsqu'une artère coronaire se bouche – posent les deux mains en croix sur leur sternum, comme si on y avait planté un couteau.

La douleur « à gauche », en revanche, est le plus souvent une douleur *intercostale* : les muscles qui, tendus entre les côtes, facilitent les mouvements respiratoires, peuvent être contractés et douloureux. Comme toujours lorsque le cerveau attribue à une sensation une signification inquiétante (« ça serait pas le cœur, par hasard ? »), la douleur se « fixe », on ne sent plus qu'elle, on la sent tout le temps. Si on se concentre sur autre chose, on l'oublie. Tout étonné de sa disparition, on refait les gestes qui l'ont fait apparaître – inspirer profondément, par exemple – et toc ! ça la fait réapparaître. Il est 11 heures du soir. On ne va pas passer la nuit comme ça. Alors, on appelle le médecin. Des fois que ce serait quand même le cœur…

Dans le meilleur des cas, on tombe sur un médecin frais, pas trop fatigué, pas trop énervé, pas trop agacé d'avoir été appelé à une heure impossible pour une douleur dont il parie déjà qu'elle est bénigne. Il prend la tension, écoute le cœur, met le doigt sur le muscle douloureux, rassure le patient et sa famille, recommande la prise d'un des antidouleurs présents dans le placard de la salle de bains et repart.

Dans le pire des cas – et c'est plutôt cela qui prédomine en France, au début des années 2000 – le patient a affaire à un médecin fatigué, agressif, qui n'a pas beaucoup dormi depuis quinze jours, qui se sent exploité par la Sécurité sociale et qui en veut à ceux qui l'appellent la nuit pour des bricoles, quand ce n'est pas pour une prolongation d'arrêt de travail. Alors, évidemment, ça se passe mal. Comme le médecin énervé se sent aussi très coupable et redoute de passer à côté de quelque chose, il décide, s'il a un appareil dans son coffre, de faire un électrocardiogramme. Une fois le tracé obtenu, il peut regarder le patient d'un air méprisant, et lui dire « vous n'avez rien, ça doit être les nerfs », et lui facturer une visite à domicile + indemnité de nuit + indemnité de déplacement + ECG + dépassement exceptionnel pour exigence du malade. Quand le patient demande s'il sera remboursé, le médecin ne répond pas. Le lendemain, après avoir broyé du noir et ruminé son humiliation, le patient en veut au médecin peu compréhensif : « *Et si j'avais vraiment eu quelque chose au cœur ?* »

J'ai des palpitations

Les palpitations entraînent souvent la même angoisse que la douleur « à gauche ». Parfois, l'homme qui les ressent s'en est rendu compte la nuit, dans son lit. Il allait s'endormir ou bien s'est réveillé en sursaut et a soudain senti que son cœur « s'arrêtait ». Enfin, il ne s'arrêtait pas tout à fait, mais avait des à-coups, suivis de battements plus forts. Dans le silence et la chaleur de la nuit, ce phénomène l'a paralysé un bon moment.

Il a retenu sa respiration. Quand il s'est remis à respirer, ça a empiré : son cœur s'est accéléré. Ou bien, c'est la compagne qui, l'oreille posée sur sa poitrine, a entendu les ratés. Alors, le patient s'est dit : « Faudrait pas qu'il me lâche, c'est pas le moment… » Et il est allé consulter. Le médecin lui a fait un électrocardiogramme qui a montré des extrasystoles, des battements de cœur supplémentaires, anarchiques.

Les extrasystoles sont un phénomène sans danger ; tout le monde peut en avoir quand on est fatigué, quand on a couru très vite, quand on a bu trop de café dans la journée. Mais les médecins sont parfois prompts à en faire « un trouble du rythme », un trouble réel de la stimulation électrique du cœur, qui peut s'accompagner de syncopes ou d'arrêts cardiaques. Pour ne pas « passer à côté », ils adressent au spécialiste, multiplient les examens, dosent le cholestérol et, s'ils ne trouvent rien de particulier, conseillent tout de même d'arrêter le café et le tabac, de faire du sport – mais pas trop – bref, de se ménager. Et voilà comment on transforme un cœur qui bat, signe de passion, de jeunesse et de vie, en menace de mort immanente, en tic-tac d'une bombe à retardement.

J'ai été dispensé de sport pendant un an parce que j'avais un souffle au cœur

Le garçon qui parlait avait une vingtaine d'années, il était grand, beau, baraqué et n'avait pas définitivement cessé toute activité physique. Au contraire, il faisait à présent partie de l'équipe de football de sa commune et passait, chaque année, une visite d'aptitude sportive pour faire valider sa licence. Je le voyais pour la première fois. Inutile de dire qu'il n'avait pas du tout l'air de souffrir d'une maladie cardiaque. Mais, depuis une dizaine d'années, il vivait avec ce poids sur… le cœur. Il se demandait ce que signifiait ce « souffle » qui lui avait évité pendant une année de courir avec ses camarades. Je lui demandai comment il se faisait qu'il n'ait été dispensé que pendant un an. Il me répondit qu'on lui avait fait passer des examens, qu'il avait vu un cardiologue et que celui-ci avait dit qu'il pouvait faire à nouveau du sport… mais qu'il devait chaque année repasser des examens pour confirmation. Depuis, chaque année, il allait subir un électrocardiogramme, puis une échographie cardiaque, et on le renvoyait en disant : « Le souffle est toujours là, mais tout va bien. » Autant dire qu'il s'agissait d'une affirmation ambiguë. « Bon, c'est quoi, exactement, un *souffle au cœur* ? » On le lui avait peut-être dit ou peut-être l'avait-on seulement dit à ses parents sans s'adresser à lui, et sans que ses parents soient en mesure de lui restituer l'explication. Alors, je le fis asseoir et je lui expliquai : un souffle, c'est un bruit inhabituel que fait le sang en passant dans une artère ou dans un organe. En principe, le passage du sang dans les artères ne fait aucun bruit. Si l'artère est rétrécie, on entend une sorte de chuintement plus ou moins fort « chhh… chhh… » à chaque battement. Quand on ausculte le cœur, en temps normal, on entend quelque chose comme « poum-tac… poum-tac » : c'est le bruit habituel des valves entre ventricules et oreillettes, qui s'ouvrent et se ferment à chaque battement. Lorsqu'une valve s'ouvre mal ou se ferme mal, on entend un bruit supplémentaire : « poum*chhh*-tac... poum*chhh*-tac ». Ce bruit inhabituel, on l'appelle un souffle. Mais il existe des souffles bénins que l'on peut entendre même si le cœur et les valves ne présentent aucune anomalie. C'est fréquent chez les enfants. Souvent, le souffle s'entend dans une position et pas dans une autre : couché et non debout, par exemple.

« Et en ce moment, est-ce que j'ai un souffle ?

– Non, je n'entends pas de souffle, j'entends le cœur d'un garçon en bonne santé, qui fait du sport et va très bien. »

J'ai ôté mon stéthoscope, je lui ai mis les écouteurs dans les oreilles et je lui ai fait écouter son cœur. Je l'ai vu sourire et il a dit : « J'entends "poum-tac... poum-tac". »

Il a ôté le stéthoscope. « Vous savez, j'ai toujours voulu qu'on me fasse écouter mon cœur, mais je n'ai jamais osé demander et, jusque-là, les docteurs ne me l'ont jamais proposé... »

Ils n'y avaient peut-être pas pensé. Ou ils avaient pensé, à tort, que ça ne lui dirait rien.

Et ma tension, docteur, vous ne la prenez pas ?

Pardonnez-moi, j'allais oublier. Le mot « tension » est, encore une fois, un mot que les médecins ne connaissent pas. Enfin si, bien sûr, ils le connaissent, ils le disent, mais ce n'est pas un mot consacré. Quand ils enveloppent votre biceps dans un brassard gonflable, ils ne prennent pas la tension, ils mesurent la *pression artérielle*.

Voici quelques réponses à des questions courantes :

Pourquoi, après avoir pris la tension, le médecin donne-t-il toujours deux chiffres, 13-9 ou 15-10, par exemple ?

Tout simplement parce que la pression artérielle dans le bras est au plus haut quand le cœur propulse le sang hors des ventricules (c'est le premier chiffre, que les médecins nomme la « maxima ») et au plus bas quand le cœur remplit ses ventricules (c'est le deuxième chiffre, la « minima »).

Pourquoi le médecin utilise-t-il son stéthoscope pour prendre la tension ?

Quand on gonfle le brassard du tensiomètre, cela empêche le sang de passer dans la plus grosse artère du bras, l'artère humérale. Le médecin pose son stéthoscope au pli du coude et n'entend rien. Quand il dégonfle le brassard, le sang se remet à passer dans l'artère. Un bruit similaire au battement du cœur se fait alors entendre : la pression indiquée par le cadran au moment où ce bruit apparaît est la pression maxima. À mesure que le brassard se dégonfle, l'artère s'ouvre complètement et le battement finit par disparaître : c'est la pression minima.

La pression artérielle est exprimée en centimètres (13/8, par exemple) ou en millimètres (130/80) de mercure car autrefois les médecins la mesuraient avec des tensiomètres branchés sur une colonne de mercure. Les études statistiques faites depuis cinquante ans montrent que le fait d'avoir une pression artérielle supérieure en permanence à 149 mm de maxima et 95 mm de minima peut, à la longue, fragiliser les artères du cœur et du cerveau et exposer à des infarctus ou à des attaques cérébrales (accidents vasculaires). Les vaisseaux cérébraux fragilisés par l'hypertension se bouchent ou se rompent ; une partie du cerveau est privée d'oxygène, ce qui entraîne paralysie, troubles de la mémoire et de la parole, etc. Jusque dans les années 70-80, ces accidents étaient très fréquents chez les personnes de plus de 60 ans. Ils le sont beaucoup moins aujourd'hui car un traitement préventif est prescrit à presque tous les hypertendus. Mesurer la pression artérielle est donc un geste de dépistage d'autant plus naturel pour un médecin qu'il est simple, pas cher et permet d'éviter des catastrophes.

Cependant, il est inutile de mesurer la tension à tout moment : pour une personne de moins de 50 ans, en bonne santé, dont le poids n'a pas bougé et qui n'a aucun symptôme, il n'est pas utile de mesurer la pression artérielle plus d'une fois par an. Il est préférable de surveiller de près la pression artérielle des personnes en surpoids, des femmes enceintes, des patients diabétiques ou souffrant de maladies cardiaques ou rénales, afin de soigner l'hypertension artérielle par un traitement.

Ma tension nerveuse

Mais si l'intérêt de surveiller la pression artérielle est bien codifié pour les médecins, la « tension » a acquis un statut très différent dans l'imaginaire collectif. Une tension élevée, pour le commun des mortels, c'est un signe d'énervement ou de stress : « On m'a toujours dit que je faisais de la *tension nerveuse.* »

Cette vision des choses n'est pas absolument fausse mais elle est source de confusion. Je m'explique : chez une personne en bonne santé, la pression artérielle varie sans cesse au cours de la journée. De même que le cœur bat plus ou moins vite selon que l'on est assis tranquillement ou que l'on fait un sprint pour attraper son bus, la pression artérielle s'élève ou s'abaisse en fonction de l'activité du cœur et des besoins en oxygène des organes. Pendant un effort, la pression artérielle s'élève fortement. Quand on se repose, elle s'abaisse. L'énervement, la peur, le café et le tabac accélèrent aussi le cœur et augmentent la pression artérielle. Quand le médecin vous prend la tension, il ne fait que prendre le « cliché instantané » d'une situation qui change sans arrêt. S'il la prend dès l'entrée dans le cabinet médical, ou juste après vous avoir fait une piqûre intramusculaire, ou encore, selon le cas, après un examen des seins ou des testicules, il y a de bonnes chances pour que la pression soit élevée. Avant de conclure que la pression artérielle est « trop haute », le médecin doit laisser le patient se reposer, en position allongée, pendant cinq bonnes minutes au moins. Plusieurs études ont démontré que chez les personnes hospitalisées, la pression artérielle est plus basse quand elle est mesurée par une infirmière que lorsqu'elle l'est par un médecin… Quand un patient parle de « tension nerveuse », il y a donc un fond de vérité dans ce qu'il dit : c'est qu'il peut voir sa pression artérielle s'élever très vite *à la moindre émotion*. Ce qui n'est jamais « nerveux », c'est le fait que la pression reste élevée en permanence, tout au long de la journée. Le stress a bon dos… Le surpoids, une alimentation trop salée ou une prédisposition familiale peuvent augmenter la pression artérielle des personnes les moins stressées du monde. Si c'est le cas, cela peut conduire un médecin à prescrire un traitement antihypertenseur… Mais certains patients refusent de le prendre en disant que, de toute manière, leur tension, *c'est nerveux*.

Je n'ai pas assez de tension

À l'opposé, une pression artérielle basse (ou « hypotension ») a pour réputation d'être un signe de fatigue ou de faiblesse : « J'ai failli m'évanouir la semaine dernière. On m'a pris la tension, elle n'était jamais tombée aussi bas… Mais c'est comme ça depuis que je suis petite, on m'a toujours dit que je n'avais pas assez de tension. »

Ici encore, c'est prendre la conséquence pour la cause : la température ambiante, la digestion, l'alcool, divers médicaments, les émotions et beaucoup d'autres facteurs extérieurs peuvent faire baisser la pression artérielle. Lorsque quelqu'un s'évanouit sous l'effet d'une émotion, par exemple, c'est souvent parce que son cœur s'est ralenti brusquement, faisant ainsi baisser la pression artérielle. Le cerveau étant moins bien irrigué, la personne s'évanouit. Au bout de quelques secondes, le cœur reprend son rythme normal, la pression artérielle remonte et la personne reprend ses esprits. C'est la brutalité de ce phénomène qui crée l'évanouissement et non le fait que la pression artérielle est, en elle-même, basse. La preuve en est que les enfants ont une pression artérielle beaucoup plus basse que les adultes : la pression artérielle s'élève avec l'âge, la taille et le poids. Les jeunes gens, surtout s'ils sont longilignes, ont souvent une pression artérielle basse. Lorsqu'ils passent trop brusquement de la position couchée à la position debout, il leur arrive d'avoir la tête qui tourne. C'est impressionnant, mais ce n'est pas dangereux. Il suffit d'apprendre à se lever moins vite... Avoir 10/7 en permanence, pour une personne en bonne santé, cela ne signifie donc en aucun cas qu'on est « faible », mais seulement... qu'on a une pression artérielle basse. Et les personnes qui ont une pression artérielle basse sont moins menacées, à long terme, par les accidents vasculaires que celles qui ont une pression artérielle proche de 13,9/9,5.

La symbolique véhiculée par les termes utilisés – haute ou basse, forte ou faible – conduit les hypertendus à minimiser leur état qui les met pourtant, à long terme seulement, en danger. Ils n'ont aucune envie de perdre du poids ou de prendre des médicaments en permanence pour éviter un hypothétique accident vasculaire quinze ans plus tard.

Paradoxalement, l'hypotension – qui est bénigne – incite souvent les mères à conduire leurs enfants chez le médecin pour qu'il leur prescrive des fortifiants et des vitamines « parce qu'il est vraiment fatigué en ce moment, et ça ne m'étonne pas, l'infirmière scolaire m'a dit l'autre jour qu'il avait une toute petite tension ».

Geste sacré

« Il ne m'a même pas pris la tension », entend-on souvent dire d'un médecin qui a « expédié » une consultation. Et à un jeune médecin qui lui demandait : « Si je passe un quart d'heure en entretien avec un patient, sans l'examiner, dois-je ou non le faire payer ? », un médecin chevronné répondit : « Prenez-lui la tension, il vous paiera la consultation. »

La prise de la tension, c'est un peu comme la prise de la Bastille : en France, elle symbolise à elle seule toute la relation médecin-patient. Chez le généraliste, une consultation paraît tronquée lorsqu'elle ne se conclut pas par la prise de la tension. Envelopper le bras, poser le stéthoscope au pli du coude, gonfler le brassard, écouter l'apparition et la disparition des bruits dans l'artère, tout cela constitue un rituel très riche : le patient offre son corps, le médecin se met à son écoute. Il y a là quelque chose de sacré, et même s'il arrive à tout médecin de trouver ce rituel horripilant – car il n'est pas médicalement indispensable –, on peut comprendre que la plupart des patients y tiennent.

LES SEINS

La formation médicale ignore les « seins » des femmes. Elle parle *du sein*, l'organe, et de son anatomie, de sa physiologie, de sa pathologie. Dans un amphithéâtre de médecine, chacun sait bien sûr que le sein est un attribut symbolique et érotique, mais de cet aspect-là – pas plus que de la symbolique du phallus, d'ailleurs – il n'est jamais question en cours. Les seins, pourtant, mériteraient qu'on leur consacre un livre entier. Il en existe au moins un, le recueil de Ramón Gómez de la Serna [1], qui apporte poésie et lyrisme à un sujet toujours traité sèchement dans les ouvrages de médecine – comme si le corps humain, dans ses souffrances et ses jouissances, ne pouvait jamais rien inspirer aux médecins, comme s'ils s'interdisaient d'en dire quoi que ce soit de subjectif et de sensible.

1. *Seins*, André-Dimanche Éditeur, 1992.

Les seins, pourtant, sont le lot quotidien des médecins. L'auscultation du cœur, geste d'examen clinique élémentaire, exige, pour être bien faite, que la patiente retire son soutien-gorge et que le médecin pose délicatement son stéthoscope sur le sein ; voire, si la taille ou la forme du sein l'impose, qu'il l'écarte d'une main pour placer le stéthoscope dans la région du cœur. Si vous regardez des séries américaines – *Urgences*, par exemple – vous aurez sûrement remarqué que dans les centres médicaux des États-Unis on demande aux patient(e)s de se déshabiller entièrement et d'enfiler une chemise d'examen. Cette chemise permet d'examiner le patient, la patiente, tout en respectant sa pudeur. On peut ainsi glisser le stéthoscope sous la chemise d'une patiente sans voir son corps.

Les publicités traduisent la même différence d'approche. Il est intéressant de savoir qu'aux États-Unis – pays qui n'a pas moins le culte du corps que la France – les femmes en maillot de bain sont chose courante sur les affiches publicitaires, alors que les femmes en sous-vêtements en sont absentes. Pour la société américaine, le bikini est un vêtement qu'on porte en public, même s'il est extrêmement suggestif et réduit à sa plus simple expression, tandis que la lingerie féminine est un attribut intime. En France, les images de corps féminins et masculins, esthétiquement (érotiquement) séduisants, nus ou très peu vêtus, abondent sur les publicités pour maillots de bain, lingerie et parfums.

Rares sont les femmes à qui leurs seins – mais aussi leur ventre, leurs cuisses, leurs fesses – ne posent jamais de problème esthétique. De très jeunes filles sont amenées en consultation par des mères alertées parce que leurs seins n'ont pas encore poussé ou qu'un des deux seins a poussé avant l'autre. Comment ces jeunes filles pourraient-elles ne pas être complexées, ou simplement inquiètes, une fois arrivées à l'âge adulte ? Des femmes de tous les âges se plaignent, à un moment où à un autre, que leurs seins n'ont pas la taille voulue.

Le cliché veut que les femmes regrettent que leurs seins soient trop petits... Certaines se souviennent effectivement avec bonheur que, lorsqu'elles ont été enceintes, ils avaient enfin une taille correcte. « Mon mari était ravi... Mais dès que j'ai arrêté d'allaiter, ils sont redevenus comme avant. » Ça ne les incite pas pour autant à se faire poser des implants, mais les photos retouchées des publicités et des magazines ne les aident pas à s'aimer telles qu'elles sont.

Les femmes sont plus nombreuses qu'on l'imagine à trouver que leurs seins sont trop gros et ce n'est pas par perversion : j'ai eu souvent l'occasion de voir des jeunes femmes souffrir de leur dos en raison d'une poitrine trop développée pour leur stature. Les garçons les regardaient sans cesse et les autres filles les enviaient, alors qu'elles auraient voulu être plates comme la main. La chirurgie en soulageait certaines en réduisant le volume de leurs seins.

Et puis il y a celles qui regrettent les *seins parfaits* qu'elles avaient quand elles étaient jeunes, et que leurs grossesses ont irrémédiablement « abîmés ».

« Et pourtant, j'avais décidé de ne pas allaiter, justement pour éviter ça... »

Les seins ne sont pas seulement des attributs de la féminité, maternelle ou érotique, ils ont aussi un rôle presque sensoriel : ils fonctionnent comme une sorte de chronomètre, de baromètre intime. Les seins sont sensibles à l'approche des règles, gonflés en fin de plaquette de pilule. « Ils ne sont pas comme d'habitude, d'ordinaire, je ne les sens pas » : alors la femme se demande si elle n'est pas enceinte. J'ai vu aussi des femmes se plaindre de seins douloureux pendant leurs années de célibat, et qui ont « guéri » en quelques mois après avoir rencontré un compagnon aimé et aimant. Mais les médecins ne sont pas incités à traiter l'hypersensibilité des seins avec respect. Ils assimilent les sensations des femmes aux innombrables variations d'humeur que le cycle hormonal leur impose en *période d'activité génitale*, comme le disent les traités de médecine. Trop de praticiens ne respectent pas la pudeur des femmes. Celles qui prennent la pilule depuis longtemps ou qui ont déjà des enfants ont beau avoir, par la force des choses, l'habitude des consultations gynécologiques, elles n'en trouvent pas moins excessif – et à raison – qu'on leur impose chaque trimestre un examen gynécologique et la palpation des seins pour leur renouveler une ordonnance. Pour s'épargner une pseudo-consultation plus embarrassante qu'utile, elles n'hésitent pas à demander l'ordonnance par téléphone. En représailles, certains gynécologues déclarent que beaucoup d'utilisatrices de la pilule « ne sont pas sérieuses ».

Pour les adolescentes, c'est encore pire : il est médicalement inutile d'examiner les seins d'une adolescente à qui l'on prescrit la pilule. Si elle ne se plaint de rien, on ne lui trouvera rien : le cancer du sein est rarissime avant 30 ans et les autres anomalies sont bénignes. Or beaucoup d'adolescentes hésitent à aller demander à leur médecin un moyen de contraception dont elles ont pourtant besoin, par crainte de devoir se montrer nues et de se faire « tripoter » par des hommes qui ont l'âge d'être leur père.

Mais la pudeur ne survient pas toujours au moment où on l'attend : une très jeune femme venait, deux ou trois fois par an, me consulter pour des motifs assez simples – une bronchite, une licence de sport, un certificat de bonne santé pour accompagner des enfants en colonie de vacances... La première fois qu'elle est entrée dans mon cabinet, je lui ai demandé de se mettre en sous-vêtements, pour pouvoir l'examiner. J'ai été surpris et un peu gêné, en la voyant enlever son pull, de constater qu'elle ne portait pas de soutien-gorge. Aux consultations suivantes, elle se levait et enlevait son pull ou son T-shirt spontanément, dès qu'elle sentait que le moment de l'examen était arrivé. J'ai compris que l'absence de soutien-gorge était chez elle une habitude et qu'elle s'en passait naturellement, sans arrière-pensée ni désir particulier de se singulariser ou de provoquer quiconque. Un jour – elle fréquentait mon cabinet médical depuis plusieurs années – elle vint me demander une contraception. Je parlai avec elle assez longuement, pour l'aider à choisir la méthode qui lui convenait. Quand je lui annonçai que j'allais simplement lui prendre la tension, elle hésita avant d'enlever son pull et demanda : « Est-ce qu'il faut que j'enlève mon soutien-gorge ? » Sa manière de voir son corps – donc, de le montrer – avait changé, ainsi que sa relation avec le médecin.

Si le sein érotique est surexploité dans les médias, la médicalisation galopante a pour effet insidieux de transformer le sein-organe en objet de crainte. L'attitude actuelle des institutions, des journalistes et des médecins consiste, dans le but louable de dépister des cancers au plus tôt, à faire usage d'une méthode qui, en revanche, est discutable : la peur. On répète à qui veut l'entendre que le cancer du sein est un des cancers féminins les plus fréquents, qu'un dépistage précoce est souhaitable, qu'une mammographie régulière est conseillée, surtout si d'autres femmes dans la famille ont souffert de la maladie. Tout cela est vrai mais n'est pas *relativisé*. On oublie de donner les informations rassurantes : le cancer du sein est rarissime avant 30 ans ; il survient chez 130 femmes sur 100 000 entre 40 et 50 ans, et la proportion s'élève avec l'âge pour atteindre 450 femmes sur 100 000 passés 70 ans. Autant dire qu'il ne touche pas la majorité des femmes. Un risque, ce n'est pas une certitude. Il est par conséquent abusif de se précipiter sur les seins des femmes qui ne se plaignent de rien et il serait plus utile d'apprendre à toutes les jeunes filles l'autopalpation... en insistant bien sur le fait qu'avant 30 ans, les « boules » qu'elles découvriront peut-être seront, selon toute probabilité, autre chose qu'un cancer. L'examen par le médecin devient utile quand les femmes ont elles-mêmes découvert ou senti quelque chose d'inhabituel. Quant à la mammographie, sa capacité à dépister les tumeurs – qui ne sont pas *toujours* des cancers – est surtout recommandée après 50 ans, c'est-à-dire après la ménopause : les seins d'une femme sont alors plus « transparents » aux rayons X. Auparavant, la mammographie passe souvent à côté de tumeurs qui ont déjà été découvertes par la femme.

En France, les consignes nationales de dépistage du cancer du sein par la mammographie sont très ambiguës. Tantôt elles la recommandent à partir de 50 ans, tantôt à partir de 40 ans. Tout en précisant qu'un cancer du sein chez la mère augmente le risque… mais sans dire qu'« une augmentation » du risque n'est pas synonyme d'un risque à 100 %. Et cette mammographie, faut-il la faire tous les ans ? tous les deux ans ? Et explique-t-on toujours aux femmes que multiplier les mammographies, c'est multiplier l'irradiation des seins par les rayons X – ce qui n'est pas anodin –, que c'est multiplier les « faux positifs », c'est-à-dire la découverte de tumeurs qui n'existent pas, que c'est aussi multiplier les autres examens – prélèvement à l'aiguille, biopsies – destinés à confirmer le cancer ? Et, finalement, c'est multiplier les angoisses et les nuits sans sommeil… Reste pour les patientes que la perspective d'un cancer du sein et de la mutilation (réelle ou symbolique) qu'il représente est une idée extrêmement éprouvante et qu'il est très difficile de faire la part des choses quand on ne possède pas tous les éléments.

Manifestement, l'intérêt de la population et les intérêts professionnels ne sont pas superposables : lorsque les radiologues privés décident, par protestation contre la Sécurité sociale, de ne plus participer au dépistage (ils l'ont fait il y a quelques mois), n'est-on pas en droit de s'interroger sur les avantages réels de ces examens ? Des praticiens dignes de ce nom décideraient-ils vraiment l'arrêt du dépistage si cette décision condamnait à mort les femmes qui doivent en bénéficier ? Non, bien sûr. De là à penser que les mammographies de dépistage ne sont pas si utiles que ça...

Pour conclure sur ce sujet inépuisable, voici deux histoires :

Quand j'étais médecin de campagne, une patiente d'une quarantaine d'années, que je suivais régulièrement, vint me voir un jour très angoissée parce que ses deux seins lui faisaient mal. Elle avait peur d'avoir un cancer. Je l'ai examinée très soigneusement, sans trouver d'anomalie ni dans un sein ni dans l'autre. Après qu'elle se fut rhabillée, je lui demandai depuis quand elle souffrait. Elle finit par me dire que sa mère, âgée de plus de 70 ans, avait une tumeur du sein, probablement cancéreuse. Son médecin voulait absolument la faire opérer. La mère de ma patiente s'y refusait absolument, disant qu'à son âge elle préférait qu'on la laisse tranquille. Comme le médecin avait insisté, elle avait décidé de ne plus aller le voir. Pour ma patiente, la perspective que sa mère meure de ce cancer du sein était évidemment insupportable. Mais elle ne voyait pas comment on pouvait l'obliger à se soigner. Je lui répondis qu'en tout état de cause, il n'était pas question de l'opérer de force mais que ce n'était peut-être pas indispensable non plus. À plus de 70 ans, les cancers évoluent souvent très lentement, un traitement médical peut suffire... Quand la patiente me demanda d'intervenir, je n'ai rien fait de très spectaculaire. J'ai proposé de la recevoir avec sa mère si elle le voulait, en m'engageant à ne pas parler d'intervention. Je me suis trouvé face à une dame très énergique, que sa tumeur ne gênait pas, qui acceptait parfaitement, étant donné son âge, de mourir de son cancer ou d'autre chose – je la soupçonne, d'ailleurs, de n'avoir eu aucune intention de mourir – et qui, en tout état de cause, ne tenait pas du tout à être mutilée. Je l'adressai à un spécialiste qui ne le lui parla pas d'intervention – je l'avais prévenu expressément de la volonté de la patiente – mais qui lui proposa, après un examen simple, un traitement médicamenteux peu contraignant destiné à stabiliser l'évolution de sa tumeur. Autant que je sache, elle vécut encore de nombreuses années sans que son cancer progresse. L'ayant perdue de vue, je ne sais pas si elle est encore en vie. Mais je sais que sa qualité de vie a été excellente pendant plusieurs années. Il n'est pas sûr qu'il en aurait été de même si on l'avait opérée – ce qui était cependant la procédure préconisée par la plupart des spécialistes français, même après 70 ans...

Il y a quelques mois, au centre de planification où j'exerce, j'ai reçu une femme de 45 ou 46 ans accompagnée par son mari et sa petite-fille, un nourrisson de 18 mois. Elle venait de se découvrir, quelques jours plus tôt, une tumeur du sein. Elle me demandait de l'examiner. La tumeur était effectivement bien perceptible et je lui fis une lettre pour l'adresser à l'un des gynécologues chirurgiens du service voisin. Un peu inquiet de sa réaction et de celle de son mari, je lui demandai avec précaution ce qu'elle savait des tumeurs du sein... En souriant, elle répondit : « J'ai déjà lu un certain nombre de choses là-dessus. Je sais que les femmes qui guérissent sont de plus en plus nombreuses, surtout si le cancer est traité tôt. Quand j'ai senti cette tumeur, je n'ai pas hésité. S'il faut qu'on m'opère et qu'on me fasse une chimiothérapie, je suis prête. Je viens de m'arrêter de travailler, j'ai des petits-enfants depuis quelques mois (elle désigna la petite fille juchée sur les genoux de son mari), j'ai envie de vivre et de les voir grandir. Alors, ça ira. »

LES BRAS ET LES MAINS

On aime avec son cœur, on pense avec sa tête, on bâtit sa vie à la sueur de son front, on se met des tas de dettes sur le dos, on construit quelque chose à la force du poignet, alors qu'on croit avoir la situation en main, le sort nous tape sur les doigts et on reste avec tous les ennuis du monde sur les bras. Et vous voudriez que ça ne fasse pas mal ?

Si les membres sont sensibles et douloureux, c'est parce qu'ils sont en première ligne : on se coupe les doigts, on se tape sur la main avec un marteau, on la coince dans une portière de voiture, on se casse un bras ou un os du poignet en tombant, on se brûle la main, on se fait mordre par un chien ou griffer par un chat…

Des bobos, tout ça. Des choses qui ne nécessitent pas d'aller voir un médecin, le plus souvent. En principe. Car tout le monde n'a pas la même tolérance à la douleur ; il y a des gens plus sensibles que d'autres. En langage courant, on dit « plus douillets ».

Vous avez sûrement entendu parler de ces personnes qui ne perçoivent aucune douleur quand elles mettent la main sur la plaque d'une cuisinière ou s'entaillent un doigt en coupant du pain. Elles regardent, impassibles, les chairs brûler, le sang couler. Ceux qui doivent les soigner les considèrent, incrédules, comme si elles étaient des mutants. *Comment peut-on ne rien sentir ?* Mais les personnes atteintes d'insensibilité à la douleur ne sont pas totalement insensibles : elles ne sentent pas la douleur quand elles se font mal mais sentent beaucoup d'autres choses à l'intérieur de leur corps et, surtout, elles ont des *sentiments*, le monde leur paraît d'autant plus dangereux et insupportable que leur perception en est incomplète.

La douleur est une sécurité, similaire au fusible qui lâche pour éviter un incendie, ou à la soupape qui évacue la vapeur d'une cocotte bien avant que le couvercle ne saute. C'est un signal. Et c'est l'interprétation de ce signal qui pose tant de problèmes aux patients et aux médecins. Quand un homme entre en disant « J'ai mal à l'épaule gauche depuis plusieurs jours, comme je suis très fatigué en ce moment, je me demande si ce n'est pas… le cœur », le médecin est beaucoup plus troublé que s'il lui avait désigné un point douloureux sur le thorax. Car, c'est vrai, les infarctus et les angines de poitrine peuvent donner ce qu'on appelle « une douleur projetée » à l'épaule ou au bras gauche. Pour peu que l'inquiétude du médecin se superpose à celle du patient, le cercle infernal est enclenché : électrocardiogramme, consultation chez le spécialiste et – pourquoi pas ? – épreuve d'effort si le patient a un âge « limite », la quarantaine et au-delà, s'il est « stressé » par ses activités, s'il passe son temps en déplacements et déjeuners de travail, s'il fume un peu trop. Autant dire : s'il fume. Quand tout se révèle négatif, les médecins n'en insistent pas moins sur la nécessité, pour éviter que la prochaine fois ce soit *vraiment* le cœur, de cesser de fumer et de boire du café, de travailler moins, de perdre du poids et que sais-je encore. Mais parfois les examens ne sont pas franchement négatifs, car il n'existe pas de normalité absolue en matière d'examens médicaux, seulement des « fourchettes » de valeurs normales... L'un des résultats – le cholestérol, par exemple – peut être légèrement au-dessus de la normale. S'installe alors une suspicion durable : on met en place un protocole de surveillance, des dosages sanguins trimestriels, des électrocardiogrammes semestriels, une épreuve d'effort au moindre doute, des modifications alimentaires avec apport d'huile de poisson, l'arrêt total du tabac et un exercice physique régulier. Tout ça pour une douleur de l'épaule.

Un jour, j'ai reçu ainsi un homme qui avait subi tout ça... et que son épaule continuait à faire souffrir. Il en était non seulement angoissé – on lui avait bien entendu prescrit des anxiolytiques pour qu'il le soit moins – mais aussi très coupable : il faisait pourtant tout ce qu'on lui avait ordonné... S'il continuait à souffrir, c'est parce qu'il avait certainement « quelque chose au cœur », quelque chose qui ne s'était pas encore déclaré et qui lui semblait inéluctable malgré tous ses efforts. Je lui ai demandé s'il avait tout le temps mal. Il me répondit que non, que certains mouvements seulement étaient douloureux. J'ai palpé son épaule très soigneusement, sans déclencher de douleur particulière, mais j'ai eu tout de même la présence d'esprit de lui faire passer une radio, qui a montré une calcification, c'est-à-dire des dépôts de calcium sur un tendon. Cet homme, qui avait une quarantaine d'années, avait fait beaucoup de gymnastique pendant son adolescence, en particulier de la barre fixe et des anneaux. Il lui était arrivé plus d'une fois de se faire des « élongations » ou des « déchirures musculaires » de l'une ou l'autre épaule. Mais c'était il y a vingt ans et, ces derniers temps, il se contentait d'aller à la piscine avec ses enfants... La calcification s'était probablement produite sur l'emplacement cicatriciel d'un tendon déchiré, et, avec les années, cela avait fini par être douloureux. Je lui ai conseillé de prendre des anti-inflammatoires à faibles doses mais régulièrement... Sa douleur a disparu. Quand il la sent revenir, il reprend des comprimés pendant trois jours et « ça passe ». Inutile de dire qu'il a laissé tomber les bilans et les dosages de cholestérol.

Je comprends cependant que le médecin qu'il avait vu la première fois se soit engagé sur une mauvaise piste : le patient était un homme à la carrure impressionnante, père de famille nombreuse, chef d'une petite entreprise, et il éprouvait une vive inquiétude à l'idée de mourir brusquement et d'abandonner sa femme, ses enfants et ses employés. Le médecin s'était laissé entraîner par son angoisse.

Les mains, c'est comme les yeux : on ne peut pas faire grand-chose sans elles

Les mains, qui sont si importantes pour chacun d'entre nous, étaient, il n'y a pas si longtemps, le reflet des préjugés de classe des médecins. Je me souviens distinctement avoir entendu, au début des années 80, un chirurgien orthopédiste renommé de la faculté de médecine de Tours exprimer ses choix chirurgicaux à peu près en ces termes : « Ce qu'on décide de sauver, en cas de traumatisme important de la main, dépend au fond de l'activité du blessé. Un travailleur manuel, qui travaille à la pioche ou au marteau-piqueur, n'a besoin pour tenir ses outils que de sa “pince fonctionnelle”, c'est-à-dire le pouce et les deux derniers doigts. S'il s'agit d'un violoniste, en revanche, on s'efforcera de sauver tous les doigts en ayant recours à la microchirurgie… » À deux ou trois exceptions près, personne dans la salle n'avait protesté. Par la suite, j'ai rencontré de nombreuses personnes qui avaient perdu un doigt ou une phalange à la suite d'un accident et que les chirurgiens n'avaient pas jugé « utile » de réparer. Je sais parfaitement qu'on ne peut pas tout réparer, que recoudre des doigts n'est pas une mince affaire et que, d'ailleurs, il faut avoir quelque chose à recoudre ! Mais j'ai toujours été surpris de ce que les mutilés me disent – à savoir qu'on ne leur avait pas expliqué *pourquoi* on les laissait dans cet état. Si on leur avait expliqué les limites de la chirurgie ou ses inconvénients réels – il n'est pas sans danger d'entreprendre une intervention qui peut entraîner la mort des tissus et une infection grave –, ils l'auraient compris. Mais le sentiment qui demeurait était que ça n'en valait pas la peine : « Ils disent tout le temps, quand il s'agit de cancer, qu'il faut tout tenter. Mais pour le pouce d'un éboueur... »

Quand il s'agit de la main ou des doigts des enfants, alors là, rien ne va plus. Les petits se coincent les doigts dans la porte ou dans la charnière d'une chaise longue, ils posent la main sur la porte du four ou sur le fer à repasser, ils se coupent avec les couteaux à viande de la mère ou avec les cutters du père... Et si le médecin ne parvient pas à tout réparer immédiatement, c'est sa faute et les parents deviennent tout de suite très agressifs. Bien entendu, cette agressivité est directement proportionnelle à leur sentiment de culpabilité – s'ils se sentent responsables – ou à leur colère contre l'enfant qui touche à tout et n'arrête pas de s'attirer des ennuis, contre un aîné qui ne l'a pas surveillé comme on le lui avait demandé, contre l'autre parent qui n'aurait pas dû laisser traîner tel ou tel objet, comme on le lui avait dit cent fois.

Comment faire face à un enfant blessé quand on ne vous a jamais appris que vous devrez affronter en même temps un parent hors de lui ? L'hystérie, la colère et le sentiment de culpabilité sont terriblement contagieux. Et, chez les médecins, professionnels toujours défensifs, ces sentiments ont tendance à faire naître la suspicion : est-il normal que ce môme soit tout le temps aux urgences ? Déjà, le mois dernier, il s'était soi-disant fait mal au pied en tombant dans l'escalier. Et le mois d'avant, il avait, d'après ses parents, dérapé à vélo... Est-ce vraiment parce qu'il est « turbulent » ? ou bien... La suspicion de violences exercées contre l'enfant peut naître d'un banal traumatisme.

Bien sûr, les maltraitances existent. Bien sûr, certains enfants ont des conduites à risque parce qu'ils veulent attirer l'attention de leurs parents. Mais, la plupart du temps, l'enfant qui entre, soutenant d'une main son autre avant-bras ou son poignet douloureux, ne fait partie ni de l'une ni de l'autre catégorie. Il ne veut pas qu'on le touche trop, se demande ce qu'on va lui faire. Le médecin regarde son avant-bras endolori, demande s'il peut le tourner ; l'enfant fait non de la tête. Alors il lui désigne la bosse qui déforme le poignet en disant : « Je crois bien que c'est cassé. » Et le môme se retrouve avec un plâtre, qui aujourd'hui peut être confectionné en résine légère et imperméable. Ce n'était pas le cas de ce garçon de 10 ou 12 ans qui entra, les bras ballants, dans mon cabinet après être tombé d'un cerisier dans lequel il grignotait comme un moineau. Il avait les deux avant-bras en « dos de cuillère » et passa plusieurs semaines avec deux plâtres qui pesaient des tonnes et qu'il fallait envelopper dans des sacs en plastique pour les protéger de l'eau quand il prenait sa douche. « C'est bête, me dit-il quand je les lui retirai, mais ces cerises, elles étaient vraiment trop bonnes… »

Les mains sont également des baromètres de la fatigue ou de l'humeur : les « fourmis » du syndrome du canal carpien qui, la nuit, engourdissent les doigts, sont le lot de beaucoup de femmes et de travailleurs manuels. Les patients qui en souffrent sont réveillés par le sentiment d'avoir les mains (ou une main) engourdies et paralysées. Pour faire passer cette sensation, ils lèvent les bras en l'air ou dorment avec un coussin sur le ventre, sur lequel ils posent leurs mains. Raconté ainsi, cela paraît drôle. Ça l'est moins quand on est si gêné qu'on en laisse tomber les verres ou les assiettes. Le plus souvent, les choses s'arrangent avec des anti-inflammatoires ou, si le généraliste sait la faire, avec une infiltration, c'est-à-dire une injection d'anti-inflammatoires dans le poignet. Mais comme il s'agit de symptômes peu intenses et intermittents, les patients qui en souffrent sont amenés à consulter leur médecin à plusieurs reprises. Ils sont frustrés de constater que cela ne l'intéresse pas beaucoup et de s'entendre dire : « Il y a des centaines de gens dans votre cas, il va vous falloir apprendre à vivre avec », comme si c'était une consolation !

Le « phénomène de Raynaud » – M. Raynaud, bien sûr, était un médecin, non un patient – est encore plus mystérieux et plus angoissant : des patients âgés de plus de 30 ans constatent que, sous l'effet du froid ou d'une émotion, le bout des doigts d'une de leurs mains blanchit comme si le sang n'y passait plus et devient très douloureux. Ce phénomène est dû à la contraction de petits vaisseaux des doigts sous l'effet du froid. Les femmes en souffrent plus que les hommes. Le tabac et les médicaments contre le rhume sont des facteurs aggravants ainsi que les travaux qui sont source de vibrations répétées comme le travail au marteau-piqueur ou à la tronçonneuse. Mais, le plus souvent, le phénomène est bénin et gênant seulement pendant l'hiver. Le malheur de ceux qui en souffrent, c'est que le phénomène de Raynaud peut être causé par des symptômes spontanés, inexpliqués et aussi bénins qu'une migraine, mais qu'il peut aussi être parfois la manifestation de maladies généralisées des vaisseaux et des tissus qu'on appelle des « connectivites ». Et les médecins s'échinent parfois à les rechercher… alors qu'il n'y a rien à trouver. Dix ans après l'apparition du phénomène de Raynaud, 95 % des patients qui en souffrent n'ont aucune maladie générale. Les praticiens devraient s'en souvenir avant de les soumettre à des examens inutiles.

Les mains sont des chronomètres. Avec le temps, les doigts s'amincissent, la peau se fane et se couvre de taches. Les articulations grossissent, gonflent et les phalanges adoptent des angles étranges. Les poignets dévient sur le côté. Le plus souvent, cela ne fait pas souffrir mais signale constamment que l'on vieillit sans même avoir besoin de se regarder dans le miroir. Les enfants posent leurs petites mains sur celles de leurs grands-parents sans imaginer une seconde que ces doigts flétris ont eu jadis la même peau rose et tendue que les leurs. Et les grands-parents se demandent comment leurs doigts ont pu vieillir autant sans qu'ils s'en aperçoivent.

LE VENTRE / L'ABDOMEN

Dans le vocabulaire médical, le mot « ventre » n'existe pas. Le médecin ne connaît que l'abdomen, c'est-à-dire la partie inférieure du tronc où l'on trouve des organes moins nobles que le cœur et les poumons. Il y a beaucoup d'organes dans l'abdomen, dont le tube digestif dans son intégralité, le foie, la vésicule biliaire et le pancréas, les reins et les voies urinaires et, chez la femme, l'utérus, les trompes et les ovaires. Presque tous ces organes sont enveloppés dans un grand drapé de tissu graisseux protecteur qu'on nomme le péritoine. Seuls les reins et les uretères – canaux qui véhiculent l'urine jusqu'à la vessie –, situés de chaque côté de la colonne vertébrale, ne sont pas enveloppés par le péritoine. Tous les organes sont maintenus dans l'abdomen par une palissade de muscles (en particulier, à l'avant, les muscles « grands droits », qu'on voit saillir sous la peau luisante des hommes sur les pubs de parfum…)

et traversés par des nerfs, des vaisseaux sanguins, des ganglions lymphatiques, etc.

Vu de l'extérieur, le médecin ne considère pas l'abdomen comme étant « tout d'une pièce ». Il le partage mentalement en plusieurs zones ou « quadrants » : les hypocondres gauche et droit (sous les côtes), les fosses iliaques droite et gauche (au-dessus des os du bassin), l'épigastre (le creux de l'estomac), la région ombilicale (autour du nombril), la zone sus-pubienne (au-dessus du pubis) et les flancs (sur les côtés et en arrière). La raison d'être de ce quadrillage est de rapporter à un organe ce que le patient ressent – le symptôme – et ce que le médecin palpe – le signe. Alors que le principal instrument d'examen du thorax est le stéthoscope, le principal instrument d'examen de l'abdomen est donc… la main du médecin.

Le ventre et la main

Il est toujours délicat pour un médecin d'examiner l'abdomen d'un patient car il est parfois difficile pour le patient de se laisser faire : la pudeur, le contact d'une main froide, la sensation d'être chatouillé ou la peur peuvent rendre l'examen difficile. Encore une fois, exposer son ventre à un étranger ne va pas de soi, même quand on souffre. Quand on enseigne aux jeunes médecins comment examiner les patients, ils apprennent quelques petits trucs qui facilitent les choses. Lorsqu'une personne est très chatouilleuse – un enfant, par exemple –, il suffit de lui demander de placer sa propre main entre celle du médecin et la paroi de l'abdomen pour que l'examen devienne possible : on ne peut pas se chatouiller soi-même. Quand il s'agit d'une personne âgée ou particulièrement pudique, ou encore s'il fait froid, il n'est pas interdit de faire l'examen au travers d'un drap ou d'une chemise fine. La meilleure méthode pour enseigner la palpation de l'abdomen aux jeunes médecins consiste à leur demander de jouer à tour de rôle le patient pour leurs camarades : on n'examine plus de la même manière quand on a soi-même été examiné par une main maladroite.

Poser la main sur l'abdomen d'un patient est un geste beaucoup plus intime que la prise de la tension ou l'auscultation cardiaque. Pour exposer son ventre au médecin, le patient doit faire preuve de confiance. Comme les seins, l'abdomen est une zone « tendre » du corps, une zone sans défense. Quand l'appendice est enflammé, la palpation par le médecin peut provoquer une contraction brusque et spontanée des muscles de l'abdomen que les livres médicaux appellent justement… une *défense*.

Pour le médecin, l'examen de l'abdomen n'est pas un geste sans importance, même s'il le fait sans instrument particulier. Il sait que c'est un geste désagréable car il peut être amené à appuyer fort sur l'abdomen et à y réveiller des douleurs jusque-là endormies. Il sait que c'est un geste inquiétant car les organes de l'abdomen – côlon, utérus, reins – sont ceux dans lesquels se développent des cancers fréquents. Il sait que c'est un geste ambigu car, chez l'homme comme chez la femme, les organes sexuels ne sont pas loin. D'ailleurs, quand il examine un abdomen, le médecin fait glisser le drap mais le laisse reposer sur le pubis, pour indiquer qu'il ne va pas, pour le moment, « aller par là ».

Les médecins, d'un point de vue général, n'aiment pas les douleurs abdominales : elles sont moins faciles à identifier qu'une douleur d'un membre ou du thorax et moins faciles également à soulager, à soigner. Car ce qui est douloureux dans le ventre et qui motive la consultation, ce peut être… n'importe quoi. Et les douleurs ne sont presque jamais « typiques ». En fait, on estime que 25 % des douleurs abdominales qui conduisent à consulter un médecin ne reçoivent jamais d'explication.

La plupart des organes abdominaux sont creux, leurs parois ont pour fonction de se contracter pour faciliter l'élimination de leur contenu : c'est le cas de tout le tube digestif – estomac, duodénum, intestin grêle, côlon –, des voies biliaires, de l'utérus, des trompes et des voies urinaires. En principe, les contractions normales d'un organe abdominal sont indolores. Si l'organe est distendu par des gaz ou par de la constipation, s'il est obstrué par une tumeur ou par des sédiments formant un « calcul », un caillou, ou s'il est enflammé à cause d'une infection, ses contractions deviennent intenses et douloureuses. L'abdomen est entouré de grands muscles, en particulier les muscles grands droits (à l'avant) et les muscles psoas (à l'arrière, de chaque côté de la colonne vertébrale). Comme tous les muscles de l'organisme, ces muscles peuvent faire mal. Évidemment, l'abdomen peut aussi être le siège de ces douleurs « projetées » dont j'ai parlé plus haut : une pneumonie, un infarctus, une fracture de vertèbre peuvent faire mal au ventre.

Quand la main du médecin se pose sur l'abdomen, elle cherche à localiser ou à déclencher la douleur. Mais elle cherche aussi les contours des organes : le foie (à droite sous les côtes), la rate (à gauche sous les côtes), les reins (en arrière, dans les flancs) afin de déterminer si ces organes sont plus gros que la normale ou s'ils sont déformés par une tumeur. Elle cherche à provoquer une « défense » indiquant une inflammation ou une infection du péritoine, ou à déterminer si l'abdomen est distendu par une grande quantité d'air ou de liquide.

J'ai mal à l'estomac / j'ai des brûlures d'estomac

Ces plaintes sont si courantes que rares sont les individus qui n'ont jamais eu l'occasion de les exprimer. Mais les mots « mal » et « brûlures » n'ont pas la même signification pour le patient et pour le médecin.

Pour le médecin, un patient qui dit « j'ai mal à l'estomac » avec la main posée à plat entre les côtes et le nombril peut avoir toutes sortes de symptômes, du sentiment de lourdeur à l'envie de vomir… en passant par la douleur vive, qui plie en deux comme un coup de poignard. La tentation est grande d'attribuer ces symptômes à l'estomac (ou au duodénum, qui lui est contigu), mais ils peuvent être dus à d'autres organes : la vésicule biliaire, le pancréas, l'appendice, le cœur ou les vertèbres, qui sont parfois responsables de douleurs au creux de l'estomac.

Le plus souvent, les « brûlures » d'estomac ne posent pas de problème d'identification au patient : il dit avoir mangé quelque chose qu'il n'aurait pas dû – en général un aliment ou un repas trop épicé ou trop arrosé – et qu'il « paye ». Quand ces brûlures surviennent après la prise d'aliments, médecins et patients parlent souvent de « gastrite ». Le terme désigne une inflammation de la paroi intérieure de l'estomac sous l'effet d'aliments agressifs, l'alcool principalement, ou de certains médicaments. La prise d'aliments augmente la douleur et la gêne : sueurs importantes, envie de vomir...

En revanche, les brûlures d'estomac qui surviennent en dehors des repas sont plutôt évocatrices d'un ulcère. Paradoxalement, la prise d'aliments les calme. Mais les brûlures d'estomac ne sont pas toujours dues à un ulcère... et ne sont pas toujours situées dans l'estomac. Elles peuvent être le symptôme d'une œsophagite, surtout chez ceux qui souffrent de « reflux gastro-œsophagien », de remontées acides du liquide digestif. Chez de nombreuses personnes, ces remontées ont lieu en permanence ou de manière intermittente, irritent la paroi de l'œsophage et finissent par provoquer des brûlures, surtout lorsque le patient avale certains aliments à base de graisses cuites, de sauces épicées, etc.

L'ulcère digestif : une histoire en boucle

Il y a trente ans encore, les brûlures d'estomac ou de l'œsophage n'étaient pas très faciles à identifier ni à traiter. Beaucoup de patients se soignaient seuls, en prenant des « plâtres » et pansements digestifs. Ils n'allaient consulter le médecin que si leurs symptômes persistaient. Pour évoquer l'ulcère, le médecin devait se contenter d'écouter le patient lui décrire ses symptômes car palper le « creux de l'estomac » ne lui apprenait rien : le creux de l'estomac est toujours un peu douloureux quand on appuie dessus... Les radiographies permettaient seulement de voir la forme de l'œsophage et de l'estomac. Parfois, on apercevait un ulcère ou, plus rarement, un cancer, mais le plus souvent on ne voyait rien du tout ! Le médecin prescrivait lui aussi des pansements gastriques et quelques médicaments d'efficacité incertaine, et l'on attendait que ça se passe...

Au cours des vingt années écoulées, la fibroscopie digestive s'est beaucoup répandue. Elle a permis, du jour au lendemain, d'examiner directement le tube digestif, d'y repérer précisément les lésions, d'analyser les ulcères pour vérifier qu'ils sont bénins (1 % à 2 % sont des cancers, surtout après 60 ans) et de vérifier, après traitement, s'ils sont guéris. En outre, de nouveaux médicaments anti-ulcéreux, très efficaces, ont été commercialisés. À l'origine, on les disait si délicats à manier qu'il était fortement déconseillé aux médecins de les prescrire sans avoir ordonné une fibroscopie aux patients souffrant de douleurs évocatrices d'un ulcère. En conséquence, les médecins se sont mis à prescrire des fibroscopies à tout bout de champ : pour faire le diagnostic d'ulcère, pour décider de la mise en route d'un traitement puis, six mois plus tard, pour décider de l'interrompre, six mois après encore pour vérifier qu'il n'avait pas récidivé, etc.

De même, après avoir longtemps cru que les ulcères de l'estomac étaient liés au stress (d'ailleurs, dans les films, l'homme d'affaires pressé affligé d'un ulcère est une figure récurrente), on sait désormais que 70 % à 90 % des ulcères sont en fait favorisés par la présence dans l'estomac d'un microbe particulier : *Helicobacter pylori.* Certes, le stress, l'alcool, le tabac et les anti-inflammatoires ont une part dans la formation des ulcères, mais *H. pylori* est responsable des rechutes, fréquentes dans ce genre de maladie. Aussi, aujourd'hui, le traitement des ulcères digestifs comprend-il des médicaments antiacides et des antibiotiques ; la fibroscopie n'est utile qu'en cas de récidive, car la présence de *H. pylori* peut être repérée grâce à une simple prise de sang. Qui plus est, le premier des antiacides, la cimétidine, est en vente libre en pharmacie : chacun peut soulager efficacement ses brûlures d'estomac et n'aller consulter un médecin que si elles persistent... Paradoxalement, on est donc revenu à la situation d'il y a trente ans : le patient qui a des brûlures d'estomac peut se soigner seul et n'aller voir son médecin que lorsque ses symptômes persistent. Mais cette automédication n'est pas enseignée au public et les médecins continuent à voir d'un mauvais œil les patients qui se passent d'eux.

Je suis sûr que c'est le foie / la vésicule

La France est le seul pays au monde où le foie et les organes biliaires font l'objet d'une crainte quasi sacrée. Quand le langage populaire dit de quelqu'un qu'il « se fait de la bile », il ne fait que reprendre les croyances médicales d'autrefois, qualifiant les individus rougeauds de « sanguins » et ceux qui avaient le teint gris de « bilieux ».

En France, depuis les douleurs sous les côtes jusqu'à la jaunisse en passant par les brûlures d'estomac et la plupart des symptômes digestifs, le foie est souvent accusé de tous les maux. Certes, on sait qu'il ne supporte pas de trop grandes quantités d'alcool, mais on l'accuse également de ne pas tolérer la crème fraîche, le chocolat, les œufs, la mayonnaise, les sauces, etc. La vision anatomique commune a toujours associé foie et vésicule biliaire, mais sans toujours savoir exactement comment les deux s'articulent, de sorte que « je vomis de la bile » (qui est verte) renvoie indifféremment au foie ou à la vésicule, alors que, chez beaucoup de gens, il y a de la bile dans l'estomac en permanence, même quand ils sont à jeun. « Vomir de la bile », cela peut tout simplement vouloir dire qu'on vomit l'estomac vide : un vomissement ne signifie pas nécessairement qu'on a « mal digéré » et encore moins qu'on a le foie ou la vésicule malade.

Mais quand on invoque le foie et la vésicule, le médecin cherche de ce côté-là. Plus précisément, à droite, juste sous les côtes. Que palpe-t-il ? Le foie et, si elle est gonflée, la vésicule. Le foie est un organe vital car il filtre tout le sang de l'organisme pour l'épurer, entre autres, des déchets qu'il contient. Il évacue ces déchets dissous dans un liquide – la bile – qu'il fabrique en permanence et stocke dans un réservoir, la vésicule biliaire.

La bile n'est pas seulement un liquide d'épuration, elle permet de dissoudre les graisses de l'alimentation pour les rendre assimilables. Au passage des aliments dans le duodénum, la vésicule se contracte et éjecte la bile par un canal nommé le cholédoque.

La bile est un liquide épais, contenant beaucoup de sels minéraux, en particulier du calcium. Si celui-ci se dépose et s'agglomère, il constitue de petits cailloux que les médecins appellent des « calculs ». Autrefois, on les appelait aussi des « pierres ». Si un calcul se bloque à l'entrée de la vésicule, celle-ci se met à faire mal : c'est la *colique hépatique.* Ce genre de symptômes survient surtout après un repas riche en graisses car la vésicule biliaire est alors sollicitée pour les digérer. D'où le sentiment pour ceux qui en sont atteints que les œufs, les graisses, les pâtisseries riches leur font mal. En réalité, ce qui fait mal, c'est le gonflement de la vésicule incapable de se vider. Bizarrerie de la douleur : parfois, les patients souffrant de colique hépatique n'ont pas mal au creux de l'estomac ou sous les côtes mais derrière l'omoplate ! Encore un exemple dc « douleur projetée ». Quand le médecin palpe la région du foie, il sent la vésicule biliaire gonflée et, en appuyant dessus, déclenche une douleur caractéristique.

Les calculs de la vésicule biliaire sont plus fréquents chez les femmes et après 50 ans. Lorsqu'ils sont de petite taille, ils peuvent bloquer le passage de la bile, en provocant une infection et/ou une « jaunisse », ou bien obturer le canal pancréatique, qui s'ouvre juste à côté du cholédoque, et provoquer une pancréatite aiguë, maladie grave et extrêmement douloureuse. Les gros calculs ne présentent pas ces risques mais leur présence augmente la probabilité de survenue d'un cancer de la vésicule. Pour toutes ces raisons, chez les personnes de moins de 55-60 ans, il est préférable de retirer la vésicule biliaire lorsqu'elle contient des calculs. Cette intervention se fait par laparoscopie : on introduit un fibroscope par un tout petit orifice dans la paroi de l'abdomen et il permet de retirer l'organe facilement. C'est une intervention rapide et peu dangereuse.

Je suis jaune, est-ce que je n'aurais pas des problèmes de foie ?

Cela fait longtemps qu'on associe la jaunisse – que les médecins désignent par le terme ictère – aux maladies du foie. Simplement, ladite jaunisse est aussi question d'appréciation. Une personne très pâle peut paraître « jaune » sous certains éclairages. Chez une personne très bronzée ou dont la peau est noire, une franche jaunisse n'est pas du tout évidente. Une « jaunisse » est synonyme de maladie du foie quand l'élimination de la bile est bloquée. Au lieu de s'écouler dans l'intestin, le principal pigment de la bile, la bilirubine, passe dans le sang et se dépose sous la peau. Mais une destruction importante des globules rouges du sang peut aussi provoquer une jaunisse… Et les médecins distinguent soigneusement l'ictère clinique – une jaunisse qui se constate à la coloration jaune du blanc des yeux – et l'ictère biologique – présence de bilirubine dans le sang.

Quand le foie est concerné, l'ictère peut avoir plusieurs significations différentes : il peut être la conséquence d'un blocage des voies biliaires (par des calculs), d'une maladie infectieuse du foie (hépatite virale, par exemple), ou de la destruction des cellules du foie par une substance toxique (l'alcool…), par certains médicaments ou par des substances inhalées par des travailleurs de l'industrie. Si le foie est sensible à tant d'agressions, c'est parce qu'il filtre tout le sang de l'organisme pour y prendre les substances nutritives et les transformer en protéines indispensables mais aussi pour en retirer les substances étrangères, les inactiver et les éliminer dans la bile. La présence du foie est la principale raison pour laquelle les antalgiques, par exemple, doivent être pris à plusieurs reprises dans la journée : au bout de quelques heures, la substance a disparu du sang parce que le foie et les reins l'en ont éliminée. Pour que l'effet antidouleur réapparaisse, il faut en avaler une nouvelle dose…

La principale cause d'ictère passager est l'hépatite aiguë virale. Le virus le plus fréquent et le plus contagieux, celui de l'hépatite A, est présent de manière permanente dans la population. De ce fait, la plupart des hépatites A surviennent avant l'âge de 20 ans : le virus est éliminé dans les matières fécales, ce qui explique la contamination facile d'enfant à enfant. La plupart, d'ailleurs, sont bénignes et passent inaperçues car elles ne provoquent même pas de jaunisse visible mais on trouve de la bilirubine dans le sang. Dans la très grande majorité des cas, on en guérit sans trace ni séquelle. L'hépatite B est beaucoup plus préoccupante. Elle se transmet par voie sexuelle ou par contamination sanguine, en particulier chez les toxicomanes qui partagent leurs seringues, peut entraîner une maladie chronique du foie et, à long terme, favoriser l'apparition d'un cancer du foie.

D'autres virus courants peuvent provoquer une hépatite virale, le plus souvent bénigne : la rubéole et le virus d'Epstein-Barr, responsable de la mononucléose infectieuse.

La principale cause d'ictère chronique est la cirrhose. La cirrhose n'est pas une maladie du foie à proprement parler, c'est l'état dans lequel se trouve le foie quand il a été détruit par une maladie. Il ne peut plus remplir ses fonctions d'épuration et de fabrication de protéines indispensables à l'organisme : le patient souffre d'une insuffisance hépatique grave. Et, même s'il n'est plus exposé au toxique responsable – en France, c'est surtout l'alcool –, les cellules de son foie ne se régénèrent plus lorsque la cirrhose s'installe. Les individus qui en sont atteints ont la jaunisse, mais c'est le cadet de leur souci : ils ont une ascite (de l'eau dans le ventre), leurs muscles fondent, ils ne dorment plus, ils ont mal partout, ils vomissent et ont des troubles du comportement… En début de cirrhose, quand le médecin palpe le foie, celui-ci est volumineux. L'arrêt de l'alcool peut éviter que l'insuffisance hépatique s'aggrave. Si le foie est de petite taille, cela veut dire qu'une grande partie de ses cellules sont déjà détruites…

Toutes ces maladies sont graves mais peu fréquentes. Qu'en est-il des maladies fréquentes et bénignes comme la crise de foie ?

Eh bien, au risque de vous surprendre, je vous dirai qu'une « crise de foie »… ça n'existe pas. L'expression a été inventée il y a plus de cent ans par les médecins français, elle est passée dans le langage courant mais ne correspond à aucun phénomène précis. On a longtemps rangé sous ce terme toutes sortes de troubles, depuis la migraine jusqu'à la crise de colique hépatique en passant par les infections digestives (gastro-entérites et autres). Le tube digestif n'est pas endurci ; à force d'être exposé à des aliments plus ou moins agressifs, il peut finir par se rebeller. Dans la plupart des cas, les symptômes apparemment déclenchés par l'alimentation – souvenez-vous qu'en France on est toujours entre deux repas – se ressemblent : mal au ventre, brûlures digestives, sensation d'oppression, gaz, vomissements. La croyance populaire selon laquelle le foie « supporte » plus ou moins bien certains aliments a fait le reste.

Vous ne pensez pas que c'est l'appendice ?

La question, posée par une mère, est presque systématique quand un enfant se plaint du ventre depuis quelques heures. C'est une question d'autant plus légitime que l'appendicite (inflammation de l'appendice) peut entraîner des complications préoccupantes et, en particulier, une péritonite. Qu'est-ce que l'appendice ? C'est une sorte de cul-de-sac en forme de doigt de gant appendu au cæcum, le premier segment du gros intestin. L'appendice est un organe mystérieux qui contient des tissus similaires à ceux des amygdales de la gorge et des végétations du nez. Il devient inflammatoire lorsqu'il se bouche et s'infecte. L'inflammation provoque une douleur du ventre, un peu de fièvre, parfois des vomissements. Pour le médecin, l'appendicite est une urgence : si on n'opère pas, on risque la perforation de l'appendice et une péritonite, c'est-à-dire une inflammation généralisée beaucoup plus grave du péritoine, l'enveloppe interne de l'intestin.

Les mères pensent toutes et toujours à l'appendicite quand leur enfant a mal au ventre. Surtout s'il a mal à droite et vomit. Le médecin, lui, a des sentiments partagés : chez l'enfant, le mal de ventre est loin d'être synonyme d'appendicite, car il est, aussi courant que le mal de tête chez l'adulte et se manifeste dans presque toutes les maladies infectieuses : la fièvre, en effet, s'accompagne de contractions vives de tous les muscles, rend douloureux les muscles de la paroi abdominale et fait gonfler les ganglions à l'intérieur de l'abdomen. Beaucoup d'enfants de moins de 8-10 ans disent avoir mal au ventre – en général ils désignent leur nombril – lorsqu'ils ont de la fièvre. Ce qui explique que beaucoup d'entre eux ont ainsi été, et sont encore, opérés d'une appendicite fantôme. Car le diagnostic est souvent difficile et il est moins lourd de conséquences d'hospitaliser – éventuellement d'opérer pour rien – que de laisser une appendicite évoluer. Des méthodes récentes, l'échographie en particulier, permettent d'affiner le diagnostic et d'éviter une intervention inutile.

Parfois, pour faire le diagnostic, il suffit d'écouter. Une patiente, dont je suivais toute la famille depuis plusieurs années, m'amena un jour en consultation sa fille de 12 ans. La jeune fille avait un tout petit peu de fièvre, 37,8 °C. Elle souffrait « un tout petit peu » du ventre. Même si elle était un peu gênée par sa douleur, elle souriait et ne cessa pas de sourire pendant que je l'examinais. Je demandai à sa mère quels autres symptômes elle avait eus. Elle me répondit que sa fille avait vomi « juste un tout petit peu » le matin, en se levant. Elle s'était « un petit peu » plainte du ventre et voilà tout.

J'avais beau palper le ventre bien souple de cette grande fille, je ne découvrais pas de douleur caractéristique de l'appendicite. J'allais rassurer la mère quand je l'entendis dire : « Vous savez, mon fils aîné, quand il a fait l'appendicite, il était exactement comme ça... » J'ai réfléchi pendant quelques secondes, cette phrase toute simple, dite sans angoisse ni énervement, m'a semblé très importante. J'ai fait hospitaliser la jeune fille. Quand on l'a opérée, son appendice s'était perforé. Même si elle ne souffrait qu' « un tout petit peu », l'absence d'intervention aurait pu être catastrophique. La mère avait fait le diagnostic en se fondant sur une expérience que je ne pouvais pas avoir : la connaissance qu'elle avait de ses enfants.

Il ne mange pas, il n'a pas d'appétit

C'est probablement la plainte la plus fréquente qu'un médecin puisse entendre de la part d'une patiente. En France, un bon appétit est signe de bonne santé. Les plaintes ayant rapport avec l'appétit ou l'alimentation sont donc inévitables.

Quand un patient entre chez un médecin en disant « je n'ai plus d'appétit, je ne mange plus », il est très rare que ce symptôme soit isolé. En écoutant le patient parler, le praticien parvient très vite à définir ce qui se passe. L'appétit est une sorte de valeur barométrique de l'individu, au même titre que le sommeil, le désir sexuel et l'humeur. Ne plus manger, ne plus en avoir le désir, ne plus en tirer de satisfaction, voilà des symptômes qui, lorsqu'ils sont mis en avant, s'effacent très vite devant autre chose : la tristesse d'une dépression, l'angoisse d'une situation conjugale difficile, l'amaigrissement d'une maladie évolutive.

Le problème est tout autre quand ce symptôme n'est pas mis en avant par le principal intéressé, mais *par une tierce personne*. On sait que les femmes jouent dans l'alimentation de la famille un rôle central, non seulement sur le plan matériel et économique – elles s'occupent des courses, de la cuisine et des régimes – mais aussi sur le plan symbolique. Cette place est si profondément ancrée dans l'inconscient individuel et collectif que, même lorsque les mères de famille sont au régime, l'appétit de leurs proches les préoccupe au plus haut point. Or 70 % des consultations médicales sont demandées par des femmes, qui ne viennent pas seulement pour elles mais, quand elles sont mariées et mères de famille, accompagnent évidemment leurs enfants, leurs parents et même parfois leur conjoint. Le pain quotidien du généraliste est donc moins souvent « je ne mange pas, je n'ai pas faim » que « il n'a pas d'appétit, il ne mange pas ».

Cette double affirmation est porteuse de multiples ambiguïtés. L'appétit est par définition subjectif. On a faim, ou pas. Plus ou moins. En fonction des moments. On le sent, on le sait. Et cinq minutes après, c'est différent. Mais qu'est-ce qu'une personne extérieure peut savoir, au fond, de ce que nous éprouvons ? Le manque d'appétit, quand il est apprécié de l'extérieur, peut recouvrir des comportements très différents, depuis le mari qui ne se ressert qu'une fois – au lieu de trois, habituellement – jusqu'à l'enfant qui refuse systématiquement de venir à table parce qu'il est occupé à jouer… ou parce qu'il n'a pas faim aux heures de repas prédéfinies par le rythme familial.

De sorte qu'il est difficile pour le médecin de prendre l'exacte mesure d'un manque d'appétit ou d'une absence totale d'alimentation. Lorsqu'on dit « il ne mange rien de rien, je vous l'assure », il faut passer beaucoup de temps à définir ce « rien de rien ».

Imaginons qu'il s'agit d'un enfant de 2 ou 3 ans. La conversation pourrait être la suivante :

« Depuis quand est-ce qu'il ne mange plus ?

– Oh, il n'a jamais eu un gros appétit, mais, là, c'est catastrophique. Ce midi, il a mangé un bout de pain, ses pâtes et c'est tout.

– Ah ! alors il a quand même mangé quelque chose ?

– Oui, mais il refuse de manger de la viande. Si je le laissais faire, ce serait pâtes, riz et pain à tous les repas. Ce n'est pas sain… »

À une époque où le « vivre sainement » est une forme de règle morale aussi rigide que les préceptes d'une religion, tout le monde se fait beaucoup d'idées fausses – ou en tout cas très approximatives – sur ce que doivent manger les enfants pour grandir correctement et être en bonne santé. L'angoisse et la culpabilité de ne pas « bien nourrir » ses enfants sont immémoriales. Prises entre les images télévisées montrant des enfants dénutris du tiers-monde ou de notre quart-monde, les préceptes doctes des manuels de puériculture et la culpabilisation devant la proportion croissante d'obèses parmi les jeunes, les parents ne savent plus où donner de la tête. Pour peu qu'une grand-mère un peu trop envahissante leur laisse entendre que « si on la laissait faire, il mangerait, ce petit », la coupe déborde. J'ai vu ainsi beaucoup de patientes venir me consulter pour faire taire les récriminations de leur entourage. Elles trouvaient bien que leur enfant ne mangeait pas beaucoup – en tout cas, moins qu'elles l'auraient souhaité – mais leur bon sens leur disait qu'il allait bien, cet enfant : il dort, il joue, il rit, il fait mille et une bêtises et il mesure une tête de plus que ses camarades du même âge. Alors il ne peut pas être en mauvaise santé. Elles sont soulagées de s'entendre dire qu'elles ont raison : un enfant qui va très bien, c'est un enfant qui mange bien assez. Elles repartent plus sûres d'elles, prêtes à affronter leur mère et leur belle-mère et à leur dire, parole du médecin à l'appui, qu'elles doivent ficher la paix à ce môme – et à elles aussi, par la même occasion.

Un de mes maîtres, pédiatre chevronné, avait eu à s'occuper d'un enfant amené par sa mère et sa grand-mère. La seconde avait insisté pour consulter car, de son point de vue, son petit-fils ne mangeait pas. La première, elle, disait que, de son point de vue, cet enfant allait bien. Il fallait les départager. La mère était citadine, la grand-mère avait toujours habité à la campagne. Quand son petit-fils venait en vacances chez elle ou simplement déjeuner le dimanche avec ses parents, la lutte autour de l'alimentation prenait des allures de bras de fer. Voyant qu'aucun argument « médical » n'allait convaincre cette femme, le pédiatre lui parla ainsi :

« Vous avez des poules ?

– Euh… oui, répondit la dame.

– Vous avez déjà vu des poules mourir de faim sur un tas de grain ?

– Ben non, bien sûr. Elles sont pas folles. Quand elles ont faim, elles mangent.

– Votre bru, elle a bien un frigo et un placard à gâteaux ?

– Ben… oui.

– Alors arrêtez de vous faire du mouron. Quand ce petit ne mange pas, c'est parce qu'il n'a pas faim. Il ne se laissera pas mourir dans une maison où le frigo est plein et où il peut aller chiper des gâteaux dans le placard. »

Interloquée, la grand-mère met un moment avant de demander :

« Comment savez-vous qu'il va chiper les gâteaux dans le placard ? »

Face à l'angoisse de sous-alimentation de leur entourage, les enfants réagissent très différemment parce qu'ils ne sont pas tous identiques. La plupart s'en tirent très bien, tout simplement parce que la plupart des femmes ne sont pas des obsessionnelles de l'alimentation mais seulement des êtres humains qui trouvent à tâtons des règles de bon sens que personne n'a jugé bon de leur transmettre. Au fil du temps, elles ne s'inquiètent plus que leur enfant ne mange pas mais elles savent que, s'il ne veut pas manger aujourd'hui, c'est que probablement il ne va pas bien. Elles prennent effectivement le manque d'appétit pour ce qu'il est : le symptôme d'autre chose. Et ne s'en inquiètent vraiment que s'il dure trop longtemps et a des conséquences visibles.

Il/elle a maigri

Chez l'enfant comme chez l'adulte, le manque d'appétit n'a évidemment pas la même signification selon qu'il s'accompagne ou non d'un amaigrissement. Celui-ci est moins problématique à apprécier que l'appétit car, au moins, il est mesurable. Surtout quand on dispose d'une valeur de référence. Grâce au carnet de santé, il est relativement facile de voir si un enfant a vraiment maigri. À condition que les médecins n'aient pas dissuadé les mères de leur apporter le précieux document en ne le regardant jamais ou en dédaignant y inscrire ce qu'ils ont constaté... Trop souvent, malheureusement, ce dossier itinérant n'est pas régulièrement tenu à jour, parce que les enfants de 5 à 12 ans sont généralement en bonne santé et voient rarement un médecin. Dans beaucoup de familles, on prend l'habitude de mesurer régulièrement la taille des enfants, voire de l'inscrire d'une marque au crayon datée sur l'encadrement d'une porte. La taille d'un enfant compte beaucoup. Son poids ne fait pas l'objet de la même attention.

De sorte que, pour juger d'un amaigrissement, le médecin doit parfois s'en remettre, une nouvelle fois, à des appréciations subjectives. Et en certaines circonstances, une perte de poids, même minime ou difficile à démontrer, peut induire le comportement du médecin... de manière inappropriée. Ainsi dans l'histoire suivante. Une mère amène à une pédiatre une adolescente de 13 ans parce qu'elle ne mange pas. La jeune fille est en pleine santé mais elle est très mince et a perdu un ou deux kilos. Induite par la mère, la pédiatre diagnostique immédiatement une anorexie mentale et impose l'hospitalisation. Au bout de deux mois de quasi-exclusion du milieu familial, avec limitation des visites, menace de signalement à la justice et entretiens culpabilisants avec les parents, la jeune fille, qui ne demandait pas qu'on accorde autant d'attention à sa ligne, finit par convaincre les médecins soupçonneux qu'en réalité elle avait fait une sorte de grève de la faim pour protester contre l'attitude de sa mère, qui avait restreint ses occasions de voir son père, dont elle était séparée. Entre-temps, elle avait repris du poids, et une surveillance pourtant quasi policière de la part de l'équipe soignante (on avait tenté maintes fois de la surprendre se faisant vomir) n'avait retrouvé aucun des symptômes d'une anorexie mentale… On finit donc par la laisser sortir, contre l'avis du pédiatre qui l'avait initialement hospitalisée, sous réserve d'être vue en consultation régulièrement. Trois ans plus tard, le praticien qui la suivait constatait qu'elle allait très bien, qu'elle avait repris du poids mais était restée très mince (ce qui confirmait l'inanité du diagnostic initial) et que, depuis qu'elle avait changé de domicile et vivait chez son père, elle avait bien meilleur appétit…

J'ai maigri

C'est une plainte beaucoup moins fréquente que « je me sens trop gros(se) et je veux maigrir », mais elle n'est pas toujours prise au sérieux, peut-être à tort.

Un jour, j'ai vu entrer en consultation un jeune homme que je connaissais mais que je n'avais pas vu depuis quelques mois.

Il venait me faire signer un certificat sportif. Comme tous les membres de la famille, c'était un garçon plutôt rond mais là, à ma grande surprise, je constatai qu'il avait fondu. Pas beaucoup, mais suffisamment pour lui donner une tout autre silhouette. Il se sentait très bien, juste un peu fatigué (il faisait des études difficiles), et attribuait son amaigrissement à son rythme de vie et au fait qu'il sautait des repas. Il était d'ailleurs très content d'avoir perdu quelques kilos et, autour de lui, tout le monde le félicitait et le trouvait encore plus beau qu'avant. Quand j'ai posé mon stéthoscope sur sa poitrine, j'ai entendu son cœur battre très vite, plus vite qu'il aurait dû.

Tous les médecins ont tendance à se faire du souci pour les gens qui se confient à eux. Quand on vient de passer une demi-heure à examiner un ou une patiente à qui on n'a rien trouvé de particulier, il n'est pas rare qu'on se dise, en le voyant sortir : « Pourvu que je ne me sois pas trompé et qu'il n'aie vraiment rien... » La crainte irrationnelle de passer à côté de quelque chose est souvent là, le soignant qui a les pieds sur terre fait de son mieux pour la réfréner afin de ne pas embringuer ceux qui le consultent dans des examens ou des traitements sans autre intérêt que celui de les convaincre – de se convaincre – qu'ils ont bien fait leur travail...

Mais face à ce garçon qui ne venait pas vraiment me demander de le soigner, je me suis brusquement mis à penser que quelque chose clochait. Cette intuition indéfinissable, née seulement du sentiment éprouvé en le voyant et du rythme un peu trop rapide de son cœur, m'a conduit à lui prescrire, presque en m'excusant, une prise de sang à la recherche d'un hyperfonctionnement de sa thyroïde. J'étais d'autant plus gêné de le faire que les maladies de la thyroïde sont beaucoup plus fréquentes chez les femmes, mais je décidai de ne pas me laisser arrêter par cette notion. Cette fois-là, au moins, mon intuition se révéla exacte : il avait une hyperthyroïdie. Son amaigrissement et son activité effrénée, attribués à des études très prenantes, en étaient les symptômes. S'il avait demandé son certificat à un médecin qu'il ne connaissait pas, sa maladie serait probablement passée inaperçue pendant encore plusieurs semaines ou plusieurs mois.

Cette histoire m'en rappelle une autre. J'étais jeune médecin, installé depuis quelques mois seulement. Un de mes amis m'avait emmené déjeuner chez un couple que je ne connaissais pas. En entrant, il avait serré son ami dans ses bras et lui avait dit : « Dis-donc, tu as bonne mine ! » L'homme, âgé d'une cinquantaine d'années, lui avait répondu en riant qu'il avait perdu vingt kilos en un an, sans faire le moindre régime. Comme sa femme s'inquiétait, il était aller consulter un médecin, qui l'avait hospitalisé.

« Et alors ?

– Alors, ils m'ont fait des examens du haut en bas et ils n'ont rien trouvé ! »

Pendant le repas, notre hôte – dont l'appétit était manifestement excellent – avait mangé, bu et ri en se moquant des hospitaliers qui n'avaient rien compris à son cas. Évidemment, quand il apprit que j'étais médecin, il me prit à partie.

« Vous y croyez, vous ?

– À quoi ?

– Vous croyez qu'on peut perdre vingt kilos sans raison ? »

Je répondis sans hésiter que non, bien sûr. Il avait *sûrement quelque chose.* Ce pouvait n'être qu'un ténia mais il n'avait pas perdu vingt kilos sans raison. Je vis mon hôte éclater de rire en disant : « Eh bien, ils n'ont rien trouvé et ils m'ont dit de rentrer chez moi ! » Je me révoltai devant cette attitude, insistai qu'ils n'avaient pas dû chercher là où il fallait et qu'il ferait mieux de changer de médecin. Il me répondit qu'il était tout à fait de mon avis et qu'il le ferait dès le lundi. Quand nous avons quitté le domicile du couple et sommes remontés en voiture, l'ami que j'accompagnais me reprocha mon attitude. L'épouse, restée étrangement silencieuse pendant le repas, l'avait pris à l'écart pour lui révéler que son mari avait un cancer avancé mais qu'il ne le savait pas. J'aurais dû, d'après elle, rester évasif ou me taire. Sur le moment, je me sentis bête et coupable d'avoir commis pareille gaffe. Bien des années ont passé et j'ai fini par comprendre que les dés étaient pipés depuis le début. Je crois aujourd'hui sincèrement que la jovialité de notre hôte était une façade. Il avait compris la gravité de son état et n'était pas dupe du silence des médecins. Cet amaigrissement, c'est tout de même dans son corps qu'il avait lieu. Il ne pouvait pas croire que ça ne voulait rien dire et que, surtout, les médecins, habituellement si soucieux de couper les cheveux en quatre, aient décidé de le renvoyer chez lui sans explication. Mais le silence était difficile à briser : comment dire à sa propre femme qu'il se savait malade alors qu'elle était prisonnière du mensonge des médecins ? Par ma présence et mes réactions, j'avais servi de révélateur à une situation absurde et insupportable. Les vrais « coupables », dans cette affaire, étaient ceux qui avaient jugé bon de mésestimer l'intelligence de cet homme et de lui opposer silence et mensonge.

Sombres méandres

Alors que l'appendicite est souvent synonyme pour l'enfant de souvenir d'enfance et, pour l'adulte, d'intervention bénigne survenue à un moment inopportun, les autres symptômes rapportés à l'intestin sont constamment source de gêne. On a beau savoir que c'est un organe indispensable, à cause de son contenu, il reste infréquentable. L'intestin n'est acceptable que lorsqu'on n'en parle pas. À l'image de ce qu'il produit, c'est un organe nauséabond, victime et source de maladies innommables. Dans l'imaginaire individuel et collectif, les symptômes intestinaux sont toujours inquiétants : de la petite enfance à l'âge le plus avancé, l'excès de gaz évoque une mauvaise alimentation, la constipation fait penser à l'occlusion intestinale, la diarrhée rappelle les maladies épidémiques mortelles du temps jadis comme la dysenterie ou le choléra. L'omniprésence gargouillante de l'intestin dans l'abdomen lui fait attribuer les douleurs les plus diverses. Quand on a régulièrement mal au ventre, c'est d'abord l'intestin qu'on accuse.

Il existe des maladies inflammatoires chroniques (ou « colites ») de l'intestin, comme la maladie de Crohn. Elles sont graves, douloureuses, difficiles à soigner mais rares. Ce n'est pas le cas de la « colite spasmodique » que diagnostiquent les médecins chez les patients qui se plaignent en permanence de leur intestin. La colite spasmodique est un peu l'équivalent de la « crise de foie » du côlon. C'est un terme fourre-tout que l'on colle sur des douleurs vagues plus ou moins accompagnées de constipation, de gaz, de difficultés à digérer ainsi que… d'une tristesse et d'une insatisfaction permanentes. Pour ces patientes – pour la plupart ce sont des femmes –, l'abdomen est le centre du monde. En tout cas, de leurs préoccupations et de leurs inquiétudes. Leur souffrance, réelle mais insoluble, met les médecins en échec les uns après les autres. Car pour les patient(e)s souffrant de colite spasmodique, avoir un côlon douloureux, ce n'est pas seulement une maladie, c'est un mode d'expression. Et comment faire taire un ventre qui crie son mal-être ?

Par compensation et sans doute par frustration, les médecins font des « colitiques chroniques » une description apocalyptique, qui les assimile à des hystériques. Comme si leurs symptômes avaient été conçus volontairement aux seules fins… d'emmerder le monde. Il a pourtant bien fallu que l'enfant, puis l'adolescent(e), puis l'adulte apprenne, jour après jour, à « écouter » son côlon, à en repérer les moindres soubresauts, à en ressentir la moindre dilatation, la moindre contraction, à en saisir le moindre gargouillis. Aurait-il (aurait-elle) autant souffert – et fait souffrir ses médecins – si il (ou elle) avait eu accès à un autre univers que celui qui se tord derrière son nombril ?

Pudeurs déplacées

Depuis que la fibroscopie est apparue, les explorations de l'intestin se sont multipliées. Notamment à cause de la crainte du cancer du côlon, qui est l'un des cancers les plus fréquents chez l'homme, surtout à partir de 50 ans. Il peut être dépisté à un stade très précoce, celui de simple « polype », sorte de champignon poussant sur la paroi intérieure de l'intestin et qui peut être retiré avec le fibroscope sans intervention chirurgicale. Des campagnes de dépistage par recherche de sang dans les selles et, éventuellement par fibroscopie, ont été lancées dans certaines régions de France sans pouvoir vraiment se généraliser. Pourquoi ? Un homme à qui j'en expliquais l'utilité le résuma en quelques phrases : « Si je comprends bien, faut que je ramasse ma merde avec une petite pelle, que je la mette dans un pot, que j'y colle une bandelette pour voir s'il y a du sang, et s'il y en a, que j'aille me faire fourrer un long tube là où je pense ? Non merci, docteur, je n'y tiens pas… » Dans ce pays en grande partie latin, le postérieur de l'individu peut être sujet à plaisanteries, mais, dans la réalité, il est… intouchable. Pas question, sauf circonstances exceptionnelles, qu'un médecin y mette son doigt. Encore moins qu'un fibroscope aille y jeter un œil.

Si les publicités télévisées sont le reflet de la culture et des préoccupations d'un peuple, celles de la télévision française donnent du nôtre une image plutôt déplorable. Entre les spots « sexy » ou « familiaux » pour déodorants du corps et de la maison et les pubs « libérées » pour serviettes hygiéniques, il est régulièrement question de papier toilette, de traitement de la constipation et de pommades contre les hémorroïdes.

Dans l'esprit de beaucoup, les hémorroïdes apparaissent comme une maladie mystérieuse, difficile à décrire car, en dehors des médecins, personne ne les voit jamais : ni ceux qui en souffrent (pour des raisons topographiques bien compréhensibles) ni les personnes de leur entourage (à qui on n'a pas très envie de les montrer). Dans la réalité, les hémorroïdes sont tout simplement des veines du rectum – partie de l'intestin qui se trouve juste au-dessus de l'anus – dilatées par les efforts de défécation chez les personnes constipées. Au passage des selles, il arrive que ces veines saignent. De même qu'une varice de la jambe gonfle et fait mal lorsqu'elle est obstruée par un caillot – on appelle ça une paraphlébite –, de même ce phénomène peut se produire dans une veine hémorroïdaire. Le patient souffre alors le martyre… d'une douleur mal placée.

La situation des hémorroïdes est si particulière qu'elle n'incite pas à consulter le médecin, sauf en cas de douleurs intenses. C'est ainsi qu'on découvre des cancers évolués chez des hommes qui saignaient depuis des mois chaque fois qu'ils allaient aux toilettes mais rejetaient l'idée de se faire examiner en attribuant le saignement à de « simples hémorroïdes ».

Mais, même lorsque le patient s'exprime, le message peut rester incompris. Une patiente souffrait du rectum. Elle avait consulté un gastro-entérologue, qui n'avait pas trouvé d'explication à sa douleur et l'avait adressée à un grand spécialiste parisien. Celui-ci l'avait examinée dans une position et des circonstances plus qu'humiliantes : en France, l'examen proctologique – c'est le terme consacré – est exécuté sur un patient en position « genupectorale », autrement dit, à genoux, perché sur une table d'examen, le visage sur le drap et les fesses en l'air. C'est ce qu'on imposa à cette patiente, sans l'avoir prévenue, ni bien sûr avoir parlé avec elle, devant une demi-douzaine d'étudiants. Après avoir introduit un doigt, puis un rectoscope dans l'anus de la patiente, le grand spécialiste avait conclu : « Ne craignez rien, madame, vous n'avez rien » et l'avait renvoyée à sa province. Quelques mois après, elle se mit à saigner par l'anus et retourna consulter son gastro-entérologue habituel. Comme c'était une femme séduisante, sportive et en pleine santé, le gastro-entérologue la voyait toujours arriver avec une sympathie embarrassée et expédiait rapidement son examen pour passer le reste de la consultation à bavarder avec elle. Il déclara que le saignement était dû à des hémorroïdes et la traita en conséquence. Quand, deux ans plus tard, elle revint avec de nouveaux symptômes, il découvrit avec horreur un volumineux cancer du rectum, probablement responsable depuis le début des douleurs et du saignement, qui, au fil du temps, s'était beaucoup étendu. Troublé par sa patiente, le gastro-entérologue n'avait pas pensé une seule seconde que ses symptômes pouvaient être dus à un cancer débutant et n'avait pas poussé les explorations aussi loin qu'il aurait dû. Quant au spécialiste parisien, plus préoccupé de faire ses examens en public que d'écouter ce que les patients avaient à dire, avait-il vraiment fait son travail de médecin ?

PLEIN LE DOS

Entrez dans une librairie, rendez-vous au rayon « santé » et vous constaterez que les livres consacrés au mal de dos sont légion. Idem quand vous passerez devant un kiosque et jetterez un coup d'œil aux revues. Le mal de dos était déjà qualifié de « mal du siècle »... au siècle dernier.

La « vertèbre coincée » est un mythe solide. Mais une vertèbre, ce n'est jamais « coincé ». Ce qui peut se trouver « coincé », c'est un nerf comprimé entre deux vertèbres dont le coussin séparateur – le disque intervertébral – est abîmé. Le centre du disque, de forme sphérique, déborde alors entre deux vertèbres et comprime la racine d'un gros nerf. Cette « hernie discale » peut provoquer des douleurs du dos mais aussi de l'aine, du genou, du mollet, du pied, selon que le disque abîmé et le nerf comprimé se trouvent plus ou moins haut dans la colonne vertébrale.

Dans le langage courant, on parle de « vertèbre coincée » parce que les douleurs sont souvent dues à des muscles déchirés ou contracturés, ce qui rend les mouvements difficiles. Ce qui « bloque », c'est la douleur.

Ce qui dénoue cette douleur, c'est l'association de deux choses : les antidouleurs (ou les anti-inflammatoires) et la kinésithérapie. Cette dernière est fondée sur un principe simple : les muscles douloureux se contractent et se tendent, cette tension accentue la douleur. Pour diminuer la douleur, il faut détendre les muscles, donc, parfois, les étirer.

Alors que la kinésithérapie et la rééducation sont très éprouvantes après un accident, je n'ai jamais compté le nombre de patientes qui sont entrées dans mon cabinet en me demandant des séances de « massage » pour leur mal de dos. Très tôt, j'ai compris qu'il y avait dans leur requête autre chose qu'une plainte strictement médicale.

« Ça me fait du bien de me faire masser… » « Il me met sous sa lampe chauffante, je me laisse faire… » « Tout est noué, là-dedans, parfois j'ai le sentiment qu'il faut des mains très fortes pour me détendre… » « Pendant que je me fais masser, je ne pense plus à rien… » « Au moins, pendant ce temps-là, on s'occupe de moi… »

Pour ces femmes, le massage est un moment de délassement, un moment où un homme s'occupe de leur corps. Elles vont parfois tout droit chez le kinésithérapeute, se font faire un bilan diagnostique de leurs douleurs et reviennent demander au médecin de leur prescrire des soins qu'elles ont déjà commencé à recevoir. Le médecin qui prend ombrage de cette initiative et refuse de signer l'ordonnance (ou la signe à reculons) commet une erreur s'il croit que la patiente a voulu « le doubler » ou qu'elle ne fait pas grand cas de son opinion. En réalité, la patiente connaît la nature des soins qu'elle demande, même si elle ne le sait pas consciemment. Elle sait que ce n'est pas au médecin de les lui donner. Serait-il acceptable que le médecin la masse, touche son corps pour le dénouer et le détendre ? Non, bien sûr. Ce n'est pas sa fonction mais celle du kinésithérapeute (du masseur...), ce grand gaillard musclé qui vous tord dans tous les sens. En allant demander au médecin une prescription, la patiente ne réclame pas seulement un document qui lui permettra de se faire rembourser les frais occasionnés, elle demande aussi au médecin l'autorisation de prendre rendez-vous régulièrement avec un homme qui s'occupe d'elle...

Mais personne n'est dupe, et surtout pas les premières intéressées. La plupart ne vont pas plus loin qu'une quinzaine de séances, elles se sentent trop mal à l'aise. Certaines en redemandent chaque année, comme un rituel, mais d'autres sont déçues par le caractère un peu « mécanique » du soin qu'on leur prodigue – le kinésithérapeute n'a pas qu'une patiente, et elles découvrent, sans bien le comprendre ni l'admettre, qu'il en reçoit plusieurs à la fois... Et d'autres « spécialistes » du corps (l'ostéopathe, le réflexothérapeuthe) remplissent parfois la fonction laissée vacante ou insatisfaite par le kiné... Tout cela ne résout pas le problème, bien sûr.

Les hommes, eux, viennent pour une « sciatique » ou une « douleur des lombaires ». Ils ne se plaignent pas d'être contractés mais handicapés par cette douleur qui les empêche de faire ce qu'ils ont à faire : soulever, pousser, conduire, travailler, jardiner. Bref, agir. Leur imposer de la kinésithérapie, c'est leur faire perdre leur temps. Ce qu'ils veulent, c'est reprendre leurs activités. Alors que les femmes acceptent parfaitement, et même, souhaitent fortement, que cela prenne du temps, les hommes veulent que ça aille vite. Ils demandent en général un traitement de « choc » sous la forme de piqûres d'anti-inflammatoires. Ou alors, s'ils acceptent – ou exigent – d'aller chez le kinésithérapeute, c'est parce qu'il va, au moyen d'une manipulation vertébrale, leur « débloquer les vertèbres » et leur « remettre ça vite fait ».

Tout cela est tellement caricatural qu'on finit par penser que c'est toujours vrai et, bien sûr, ça ne l'est pas. Une patiente était venue me consulter pour un mal de dos. Elle tenait un restaurant, elle avait beaucoup de travail et vivait seule. Quand elle me demanda s'il était nécessaire que je lui prescrive des piqûres d'anti-inflammatoires, je lui répondis que non parce que les anti-inflammatoires en injection font mal et que leur efficacité est plus aléatoire que lorsqu'ils sont pris par la bouche : quelques séances de kinésithérapie lui feraient le plus grand bien. Quelques jours plus tard, elle m'appela pour annuler un rendez-vous, me dire qu'elle était allée voir un autre médecin, que les comprimés ne lui avaient rien fait, que la première séance de kinésithérapie avait été la dernière car elle ne supportait pas de se faire tripoter et qu'elle était très déçue par mon attitude : en refusant de lui prescrire des piqûres, je lui avais laissé entendre que je ne prenais pas son mal de dos suffisamment au sérieux pour la traiter correctement.

ZONES INTERDITES

De même qu'il n'est jamais question des seins des femmes, il n'est jamais non plus question de sexe pendant les études de médecine. Bien sûr, le corps humain n'est pas présenté comme asexué, mais la sexualité n'est presque jamais évoquée comme composante de la vie ni comme mode de relation à l'autre. Je me souviens avoir eu des cours détaillés d'embryologie, décrivant l'évolution normale d'un fœtus et ses anomalies possibles ; je me souviens avoir eu des cours sur la grossesse et ses accidents ; je me souviens avoir mémorisé les caractéristiques des cancers de l'utérus, de l'ovaire, du testicule ; je me souviens avoir entendu parler des complications des avortements clandestins ; je me souviens que le cours de médecine légale nous a parlé du viol ; je me souviens que l'enseignement de psychiatrie nous a parlé de l'hystérie et des délires érotomanes… Mais je ne me souviens pas avoir eu la moindre discussion sur la place de la sexualité dans la vie des individus, sur les transgressions de l'intimité dans la consultation médicale ou sur les sentiments complexes de désir ou de répulsion qu'éprouvent tous les soignants face à leurs patients.

Pendant la formation des étudiants, la Faculté insiste encore et toujours sur la nécessité de pratiquer un examen clinique complet. Curieusement, le terme « complet » exclut, de fait, les organes sexuels. Il est d'ailleurs très intéressant de noter que les médecins ne parlent pas d'organes sexuels mais d'organes *génitaux*, terme qui indique leur fonction reproductive et qui évacue la notion de plaisir. De sorte que, pour n'importe quel étudiant, apprendre à examiner les organes sexuels d'un patient est une épreuve.

Au cours des travaux dirigés de sémiologie auxquels je participais, on nous avait enseigné à ausculter, à prendre la tension, à examiner l'abdomen et les membres, à faire un bilan neurologique, en nous exerçant les uns sur les autres. Plusieurs étudiants du groupe, garçons et filles, s'étaient spontanément portés volontaires pour l'examen des seins et celui des testicules, en faisant remarquer que l'apprentissage de ces gestes entre nous serait plus facile que sur un patient. Il existait alors des mannequins conçus pour apprendre le « toucher » vaginal et l'examen de l'utérus mais pas, du moins dans les facultés françaises, de mannequin arborant des organes sexuels masculins. J'aimerais bien savoir s'il en existe aujourd'hui et si l'on s'en sert dans l'enseignement… L'enseignant refusa sans nous expliquer pourquoi. À mon avis, son refus n'était pas motivé par une quelconque objection idéologique ou « éthique » – il en aurait fait état –, mais tout simplement par son incapacité à assumer l'enseignement de ces gestes. Son refus avait pour nous deux conséquences importantes : d'une part, ceux qui s'étaient portés volontaires apparaissaient comme des exhibitionnistes, ce qu'ils n'étaient pas ; d'autre part, en prônant la nécessité de l'« examen clinique complet » et en refusant de nous y préparer, sa contradiction n'échappait à personne. Cela se passait au milieu des années 70. Je pense que ce n'est guère différent aujourd'hui.

Un sexe ignoré…

Aujourd'hui encore, le pénis et les testicules des hommes n'ont pas le même statut que les seins des femmes dans l'enseignement de la médecine. Le dépistage du cancer du sein est considéré comme une obligation dès l'adolescence, ce qui est stupide et sans fondement médical. En revanche, l'examen des organes sexuels de l'homme est considéré comme d'intérêt limité et la plupart des médecins généralistes n'ont pas appris à le faire… alors même qu'ils voient défiler des hommes de tous les âges venus leur faire signer leur licence de sport. Il m'est arrivé à de nombreuses reprises, en expliquant à des jeunes gens ou à des adolescents que j'allais les examiner entièrement, de m'entendre dire : « Eh bien justement, j'osais pas vous en parler mais… » Ils poursuivaient en me parlant de leur prépuce « trop serré » ou « trop court », de leurs testicules « trop petits », de leurs « bandaisons de travers », de leurs inquiétudes devant leurs éjaculations nocturnes et leurs érections matinales. Bref, de manifestations incompréhensibles et de craintes fantasmatiques qu'ils n'auraient jamais osé aborder si je ne m'étais pas intéressé à ce qui se cachait dans leur slip.

... après avoir été maltraité

Le fait que les médecins passent le sexe des jeunes hommes sous silence est d'autant plus frappant qu'ils sont en revanche très interventionnistes quand il s'agit de petits garçons. Petit rappel d'anatomie sexuelle masculine : au bout du sexe masculin, l'extrémité renflée – le gland – est recouverte d'une enveloppe de peau qu'on appelle le prépuce. C'est cette peau que les religions juive et musulmane retirent au garçon lors de la circoncision. Chez l'homme non circoncis, lorsque le sexe masculin est en érection, le prépuce se rétracte autour du gland, comme un col roulé. Si l'orifice du prépuce est trop étroit – c'est ce que les médecins nomment un phimosis –, l'érection peut être difficile ou douloureuse pour le gland, alors trop serré. Depuis longtemps, les médecins français conseillent aux mères de « décalotter » régulièrement le prépuce de leurs petits garçons et de le savonner vigoureusement pour en assurer l'hygiène et éviter la formation ultérieure d'un phimosis. Cette procédure met beaucoup de mères mal à l'aise. D'abord parce qu'on ne les prévient pas que les nourrissons ont des érections, surtout quand on les stimule ! Ensuite parce que le décalottage forcé peut être douloureux. Enfin parce qu'un décalottage forcé suivi par une érection, surtout dans un bain chaud, se solde parfois par un accident très désagréable, le paraphimosis : le gland du petit garçon, dilaté sous l'effet de l'érection et de la chaleur du bain, reste coincé dans le prépuce. Il gonfle encore plus, ce qui aggrave les choses… et tout le monde se retrouve aux urgences pédiatriques.

J'ignore à quand remonte cette « règle d'hygiène » malencontreuse, car les vrais phimosis sont rares et presque toujours consécutifs à la dilatation forcée, source de déchirures et de cicatrices. Si on le laisse tranquille, au fur et à mesure de sa croissance et de ses jeux sexuels, le petit garçon dilate très bien tout seul, et sans se faire mal, l'orifice de son prépuce. À la puberté, le prépuce s'allonge lui aussi. La masturbation fait le reste.

Beaucoup de mères choisissent, avec bon sens, de ne pas toucher au sexe de leur petit garçon plus qu'il est nécessaire. Elles savent qu'on n'a jamais recommandé de récurer la vulve des petites filles au coton-tige, alors pourquoi embêter les garçons ? Mais ne croyez pas que cette pratique a totalement disparu. Il y a quelques semaines seulement, une de mes correspondantes Internet me faisait part de sa gêne après que son médecin lui eut recommandé ce type d'interventionnisme. Je suis sûr, malheureusement, que ce sont ces mêmes médecins qui reprochent ensuite aux mères de « trop érotiser leurs relations avec leurs fils ». Alors, chers confrères, chères consœurs, merci de bien vouloir foutre la paix aux garçons !

Corps hypocrite

Face au patient, le corps médical se veut, sinon asexué – sa féminisation ne cesse de faire parler d'elle –, du moins *désexualisé.* Une fois la blouse blanche revêtue, les médecins ne sont plus des hommes ou des femmes mais de purs esprits. De ce fait, les étudiants en médecine sont mis à rude épreuve : entre 18 et 25 ans, époque de la vie où le corps se fait entendre de manière lancinante, on leur impose de se plonger sur celui – sain, malade ou mourant – des autres et, simultanément, de taire des émotions ou des sensations qu'ils éprouvent déjà spontanément ! Chaque jour, dans des situations de stress permanent, on leur demande de côtoyer un grand nombre de femmes et d'hommes en les priant d'oublier que leur apprentissage sera irrémédiablement teinté par les sentiments, les désirs et les comportements de séduction qui existent dans toutes les relations humaines. On expose devant eux le corps nu des patients et des malades en faisant comme si leur sexualité n'existait pas ; on leur enjoint d'identifier des maladies infectieuses, des cancers, des infarctus mortels en faisant comme si la mort leur était indifférente.

Si les « carabins » ont la réputation d'être des obsédés sexuels, si les internats sont perçus comme des lieux d'orgie, ce n'est pas un hasard : pourquoi les étudiants en médecine seraient-ils moins concernés par la sexualité que tous les jeunes gens de leur âge ? Plus encore, l'angoisse permanente entretenue par la présence de la maladie et de la mort est un puissant aphrodisiaque. On a très peur, dans une faculté de médecine, beaucoup plus peur que devant un film d'horreur. Et c'est pourquoi on a énormément de rapports sexuels, dans une faculté de médecine. Beaucoup plus que dans les films.

La pudibonderie de l'enseignement médical m'a toujours paru non seulement détestable par son hypocrisie mais aussi psychologiquement dangereuse. En refusant d'aborder la sexualité dans sa réalité concrète, on ne permet pas aux jeunes médecins de mesurer l'importance de leurs propres sentiments et l'influence de ces sentiments confus dans leur exercice professionnel.

Je ne connais pas de consultation médicale qui ne renvoie pas, peu ou prou, à la mort, à la sexualité ou aux deux à la fois. La peur de la mort et de la souffrance, la compassion à l'égard des personnes condamnées, le ressentiment ou le chagrin éprouvés personnellement par le futur médecin à la disparition d'un proche ou d'un parent modèlent irrémédiablement son attitude à l'égard du traitement de la douleur, des interventions mutilantes et de l'accompagnement des mourants. Les difficultés relationnelles, sexuelles et affectives rencontrées par les étudiants avant leurs études influent directement sur leur attitude envers les difficultés sexuelles avouées ou refoulées de leurs patients. Pourtant, ces vérités incontournables ne sont jamais abordées de front : on ne demande pas aux étudiants de réfléchir à la place qu'elles occupent en eux, on ne les incite pas à énoncer leurs interrogations à cet égard, on ne leur apprend pas à en repérer les manifestations dans ce que les patients leur confient, on n'attire pas leur attention sur les résistances qu'eux-mêmes opposent à la mention ou à l'évocation de la mort et du sexe.

Transgressions

Je ne me souviens pas du jour où j'ai pratiqué pour la première fois un examen gynécologique, mais je me souviens en revanche avoir refusé d'en faire « pour m'entraîner », sur des femmes endormies, en salle d'opération, alors que l'anesthésiste m'y invitait en arguant que *ça ne leur ferait ni chaud ni froid.*

Il oubliait seulement que moi, je n'étais pas anesthésié et que j'avais des sentiments.

Je me souviens de ce qui aurait pu être ma « première fois » si j'avais obéi aux ordres. L'interne d'un service où j'étais étudiant m'avait confié l'examen gynécologique d'une jeune patiente hospitalisée pour un problème... digestif. Il me déclara qu'il fallait bien que j'apprenne à faire un toucher vaginal et que ça faisait partie de l'examen complet. La patiente était une adolescente handicapée mentale, ce qui m'empêchait – du moins, je le pensais – de lui expliquer simplement le but de l'examen. Elle était d'une docilité totale et j'aurais pu user de l'autorité de ma blouse blanche. Je ne fis pas cet examen gynécologique car la seule idée de l'effectuer sans explication et sans motif me mettait terriblement mal à l'aise. Mais j'inscrivis dans le dossier, en style télégraphique : « Toucher vaginal : normal. » Quand l'interne lut mon commentaire, il s'écria : « Ben mon salaud, t'es gonflé d'être allé lui fourrer les doigts dans le vagin ! » Je compris qu'il avait voulu me « bizuter » et que, persuadé que je ne ferais pas l'examen, il avait anticipé de pouvoir me reprocher mon manque de cran. Au lieu de quoi il me regarda avec dégoût, sans doute pour me donner le sentiment que j'étais un monstre, une sorte de violeur. Mais il ignorait que rien ne s'était passé. Depuis le début, ce « viol » n'avait lieu que dans son imagination.

Cette histoire est assez typique d'une perversité très répandue dans le monde médical français. Elle s'ancre dans l'idée que les patients n'ont pas de libre arbitre et sont des jouets entre les mains des médecins. Dans cette vision des choses, les « bons » médecins seraient ceux qui « traiteraient bien » leurs patients (au propre et au figuré) ; les « mauvais » médecins, ceux qui « en abuseraient ». On sent ce que cette vision des choses a de paternaliste et de hautain, l'idéologie des médecins rejoignant ainsi celle des aristocrates de l'Ancien Régime, négriers à l'occasion, se distinguant par leur plus ou moins grande bienveillance envers serfs et esclaves.

J'ai ainsi entendu un jour un médecin pour qui j'avais beaucoup de respect me demander à brûle-pourpoint : « Ça ne t'est jamais arrivé de baiser une de tes patientes ? » Trois minutes plus tôt, nous parlions de l'omniprésence du désir en médecine, mais la question me surprit tellement par sa brutalité qu'elle me laissa sans voix. Devant mon air ébahi, il enchaîna : « Je vois que non. Eh bien moi, si. *Il y en a à qui ça fait du bien, tu sais !* »

Notre conversation antérieure tournait autour de la transgression entre médecin et patiente. Je m'attendais à ce qu'il me demande : « Est-ce que tu n'as jamais eu envie de baiser une de tes patientes ? » Nous aurions alors sûrement parlé des mille et une situations troubles et périlleuses auxquelles les médecins sont confrontés au cours de leur exercice. Mais la conversation s'arrêta là. Je lui reprochai clairement de m'avoir fait une confidence que je n'avais aucunement envie de partager. En me révélant qu'il avait eu des relations sexuelles avec une (ou plusieurs) de ses patientes et en ironisant sur le fait que ça leur « avait fait du bien », il se comportait exactement comme les notables qui, après un repas offert par un laboratoire pharmaceutique, échangent leurs « histoires de chasse » en sirotant leur digestif.

Idéologie

N'allez cependant pas imaginer que le danger de la transgression sexuelle soit totalement nié par le corps médical français du début du XXIe siècle. Mais la manière de l'aborder est d'un archaïsme effrayant. On peut ainsi lire, en 2002, sur le site du Conseil national de l'Ordre, un rapport portant le titre évocateur de « Pratique médicale et sexualité ». En introduction, quelques paragraphes saisissants par le contenu idéologique de leur vocabulaire situent le point de vue du rapporteur :

« La pratique médicale expose à des contacts intimes susceptibles de dégénérer [sic !] en relation sexuelle. Or celle-ci correspond à un interdit absolu, si évident sans doute qu'il n'est pas précisément identifié dans le Code de déontologie médicale. »

« Or tous les patients ne sont pas vieux et décatis [re-sic !] et pour être médecin on n'en est pas moins homme ou femme. De là surgissent des tentations auxquelles les uns et les autres sont exposés, en transgressant gravement un interdit absolu s'ils y cédaient. »

Le même rapporteur identifie ensuite, dans le cas d'une transgression sexuelle, « la position respective du patient et du médecin [selon] plusieurs configurations que l'on peut schématiser comme suit [C'est moi qui souligne] :

– patiente habituelle, séduisant involontairement un homme médecin *qui va se laisser aller* à un viol caractérisé, éventuellement précédé par une “prémédication” (médicamenteuse, par hypnose ou persuasion) de la patiente ;

– patiente *ordinaire* sollicitée ou agressée par un médecin *dérangé* ;

– patiente consentante, *voire provocatrice*, invitant à un rapport éventuellement considéré comme “thérapeutique” ;

– femme médecin harcelée par un patient masculin ;

– et d'autres situations sont possibles en relation homosexuelle [...]. »

On admirera le choix des adjectifs « habituelle » « ordinaire » « consentante », et l'ellipse suggérant que la rencontre homosexuelle est rare dans la profession médicale. Cette manière de nier qu'un médecin puisse violer une patiente sans que celle-ci l'ait « séduit involontairement », qu'une femme médecin puisse exercer une pression sexuelle sur un patient de l'un ou l'autre sexe, ou – ce qui est tout de même possible – qu'un médecin « non dérangé » puisse avoir une relation amoureuse librement consentie avec une patiente « non provocatrice » serait risible si elle ne figurait pas dans un document quasi officiel.

Ce... rapport (ah, les mots !) se poursuit par une non-estimation très curieuse de la fréquence des transgressions sexuelles dans la profession médicale française :

« L'incidence de ces écarts est difficile à évaluer. Elle est en augmentation apparente, entraînant des sanctions aggravées, probablement en raison d'une évolution vers une moindre tolérance à la fois des victimes, du public et du corps médical. En France, la section disciplinaire du Conseil national de l'Ordre des médecins a eu à connaître une quarantaine d'affaires de ce type au cours des dix dernières années. Aux États-Unis, sur 1 % des praticiens sanctionnés chaque année, 10 % des sanctions sont motivées par une conduite sexuelle inappropriée. Psychiatres et gynécologues seraient plus exposés que d'autres. »

À en croire ce rapport, les médecins français « transgressent » beaucoup moins souvent que les médecins américains : pour plus de 100 000 médecins, 40 affaires seulement en dix ans ! Si ce chiffre est faux, ce qui est probable, la majorité des médecins et patients français qui ont des relations sexuelles ensemble sont d'accord pour ne rien en dire à personne... Ou serait-ce que, aujourd'hui comme hier, l'Ordre des médecins a fait en sorte de régler la plupart de ces « affaires » à l'amiable ? Il est difficile de répondre, mais ces textes donnent à penser que l'Ordre s'efforce de protéger les médecins contre le risque de séduction que représentent les patients et non le contraire...

D'ailleurs, par définition, un médecin « non dérangé » ne peut pas séduire n'est-ce pas ?

Si j'ai fait cette longue digression sur la sexualité compliquée des médecins, c'est parce que, à défaut d'en faire des pervers (la plupart d'entre eux ne le sont pas... enfin, pas plus que les autres individus), le silence et l'absence de prise de conscience professionnelle sur la sexualité ont au moins pour effet de rendre les médecins sourds à l'expression de la souffrance de leurs patients quand elle se focalise sur le sexe.

Apprentissages

Quand j'ai commencé à travailler dans un centre de planification, en 1983, j'étais constamment en colère. Je ne comprenais pas comment, à l'ère de la contraception, les femmes pouvaient être *inconscientes* au point de ne pas se prémunir contre une grossesse non désirée. J'oubliais déjà que, quelques années auparavant, je m'étais révolté en voyant une étudiante en médecine, fille de médecin, se retrouver enceinte à 20 ans à peine... d'un étudiant en médecine qui n'avait que trois ou quatre ans de plus qu'elle. De cette anecdote, il était pourtant facile de tirer une conclusion logique : la sexualité est compliquée pour tout le monde ; si elle l'est pour ceux qui auraient les moyens de la vivre en toute tranquillité, elle l'est encore plus pour ceux qui ne les ont pas.

Au milieu des années 80, dans le service des IVG du centre hospitalier du Mans, j'ai fait la connaissance d'une femme hors du commun. Yvonne Lagneau avait été aide-soignante puis infirmière de réanimation avant de se porter volontaire pour devenir, dix ans plus tard, la surveillante du centre d'IVG. C'était une femme d'une sensibilité et d'une humanité hors norme, dotée d'un bon sens inébranlable et d'un humour qui ne l'était pas moins. Rassurante et chaleureuse avec tout le monde – médecins comme patientes – elle a, pendant de longues années, servi de repère à l'équipe de médecins, secrétaires et aides-soignantes qui travaillait au centre.

C'est à elle que je dois ma première grande leçon de soins : alors que je m'acharnais à expliquer aux femmes qui demandaient une IVG pourquoi et comment elles auraient dû utiliser une contraception, elle m'expliqua que *ce que je disais ne pouvait pas être entendu*. Les femmes que je harcelais avaient autre chose en tête, elles se sentaient déjà coupables de se retrouver dans cette situation. Au mieux, mes conseils seraient oubliés ; au pire, ils passeraient pour des reproches supplémentaires. Ce n'était pas le bon moment.

En me parlant ainsi, elle me fit prendre conscience de deux choses : d'abord, si j'étais aussi préoccupé par l'oubli ou l'omission de contraception chez ces femmes, c'est parce que cela avait sûrement une signification personnelle, il fallait que j'y réfléchisse ; ensuite, en les forçant à entendre ce que je voulais leur faire entendre, je n'entendais pas, moi, ce qu'elles avaient à dire.

Ces conseils étaient guidés par une réelle bonté : Yvonne Lagneau n'était pas complaisante et ne mâchait pas ses mots avec les emmerdeurs, mais je ne l'ai jamais entendu exprimer haine ou mépris envers quiconque. Elle m'a beaucoup aidé à faire face à une situation à laquelle je n'étais pas vraiment préparé. J'avais commencé à faire des IVG et de la planification par hasard – on m'avait proposé une vacation à l'hôpital à l'époque où je venais de m'installer – et même si le caractère militant de la pratique de l'IVG ne m'échappait pas (je sortais d'une grande période « féministe »...), j'ignorais absolument ce que cela pouvait remuer.

En 1987, après quelques années de médecine générale, j'ai participé à la création d'un groupe Balint. Inspirés par les travaux de Michael Balint, psychanalyste britannique d'origine hongroise, ces groupes réunissent une dizaine de soignants une ou deux fois par mois autour d'un animateur psychanalyste pour réfléchir aux difficultés de la relation de soins. Pendant deux heures, le groupe réagit à la narration, par un ou deux de ses participants, de « cas » – histoires brèves ou longues, anodines ou intenses – décrivant leurs relations avec l'un(e) de leurs patient(e)s. Le groupe n'a pas fonction de dire au médecin ce qu'il aurait dû ou pu faire mais de l'aider à mettre le doigt sur ce qui l'a amené à raconter le cas. Car une séance de groupe Balint est exactement l'inverse des « histoires de chasse » dont je parlais plus haut. On n'y parle pas de ce dont on veut se vanter mais de ce qui a mis ou met encore en difficulté ; de ce qui intrigue ; de ce qui révolte ; de ce qui met mal à l'aise ; de ce qui semble n'avoir aucun sens.

Grâce à Yvonne Lagneau, aux autres soignants du centre d'IVG et aux médecins des groupes Balint dont j'ai fait partie, j'ai appris à écouter les patients lorsqu'ils me parlaient, à entendre ce qu'ils me disaient. Et j'ai pris conscience de cette évidence sans cesse évacuée par l'enseignement médical : quand un patient se plaint du dos, ça peut vouloir dire qu'il est fatigué ; quand il se plaint d'avoir « mal du côté du cœur », c'est peut-être parce qu'il a peur de mourir ; quand il me dit souffrir de son ventre, c'est peut-être en pensant avoir tué son foie à force de trop boire. Bref, un symptôme sert souvent de prétexte pour parler d'autre chose. Mais quand un(e) patient(e) parle d'un symptôme concernant ses organes génitaux, c'est *toujours* pour parler de sexualité.

Le sexe qui parle

Que ce soit par peur, par ignorance, par défense ou par perversité, quand il s'agit de sexe, beaucoup de médecins vont chercher midi à quatorze heures. Une femme qui entre en se plaignant de règles douloureuses ne se contente pas de se plaindre d'un phénomène hormonal cyclique. D'ailleurs, souvent, il s'agit d'une adolescente amenée par sa mère, qui dit : « Il faudrait lui arranger ça. Si elle est comme moi, elle aura ça toute sa vie et ce n'est pas une vie. Mais est-ce que c'est vraiment indispensable de lui prescrire un traitement hormonal ? Ça ne lui posera pas de problème, plus tard, quand elle voudra avoir des enfants ? »

Parfois il suffit de faire sortir la mère et de se retrouver en tête à tête avec la jeune fille pour apprendre, par exemple, qu'elle a certes mal au ventre pendant ses règles, mais que c'est supportable. Seulement, depuis qu'elle a un petit copain, elle se dit qu'elle devrait prendre des précautions, mais sa mère n'est pas tellement « chaude » pour qu'elle prenne la pilule et il a bien fallu qu'elle trouve un moyen pour la convaincre de l'amener ici…

Trop de médecins sont sourds aux demandes de cette sorte sans doute parce qu'elles prennent des détours pour s'exprimer mais, surtout, parce qu'ils se croient autorisés à porter un jugement sur la vie des individus. Je ne compte plus les adolescentes que j'ai reçues, enceintes, parce qu'un médecin généraliste avait refusé de leur prescrire une contraception en déclarant qu'elles étaient trop jeunes pour avoir des relations sexuelles ; je ne compte plus les femmes à qui, alors qu'elles ne désiraient pas être enceintes, un gynécologue a cessé de prescrire leur pilule pour je ne sais quelle raison sans leur proposer une autre méthode, comme s'il était tout naturel de cesser d'un jour à l'autre d'avoir des relations sexuelles ; je ne compte pas les jeunes accouchées qui sortent de la maternité sans prescription de contraception et débarquent trois mois plus tard au centre d'IVG parce que leur médecin généraliste ne sait pas poser un stérilet, parce qu'il leur a été impossible d'obtenir un rendez-vous rapide avec le gynécologue et parce que aucun des deux n'a su, en attendant, leur prescrire une pilule compatible avec l'allaitement maternel.

La contraception répond pourtant à une idée simple : quand une femme décide de l'utiliser, cela signifie, a priori, qu'elle a (ou compte avoir) des rapports hétérosexuels sans intention d'être enceinte. N'importe qui peut comprendre cela, à condition d'accepter que la sexualité ne soit pas uniquement destinée à la procréation. Mais j'ai parfois le sentiment que, pour beaucoup de médecins, cette évidence n'en est pas une. Pas plus tard qu'en mai 2002, au moment où je rédigeais ce texte, je recevais d'une des lectrices de *Contraceptions mode d'emploi* [1], une étudiante âgée de 21 ans, un courrier électronique expliquant que sa gynécologue avait refusé catégoriquement de lui poser un implant en lui disant : « [Serait-ce] *vraiment si catastrophique de tomber enceinte ?* »

Bien entendu, même si la patiente dissocie clairement sexualité et procréation, cela ne signifie pas pour autant que sa sexualité est simple : je me souviens d'une patiente qui m'avait expliqué que, depuis deux ans, elle avait deux amants et utilisait des spermicides avec l'un des deux – à son insu et en lui faisant croire qu'elle prenait la pilule – en espérant se retrouver enceinte de l'autre, ce qui lui donnerait une bonne raison de choisir. Je lui avais dit : « Mais, si vous utilisez des spermicides avec l'un et pas avec l'autre, est-ce que ça ne veut pas dire que vous avez déjà choisi ? » Et elle m'avait répondu : « Oui. Mais l'autre ne veut absolument pas d'enfant. Si je suis enceinte, il s'en ira... Seulement, je ne veux pas courir le risque d'être enceinte de lui... » Notre conversation n'a pas

1. Éditions Au diable Vauvert, 2001.

résolu le problème de cette jeune femme, mais lorsque je lui ai dit que les spermicides ne lui garantissaient pas du tout d'être enceinte d'un homme et pas de l'autre, elle décida de passer à la pilule et de réfléchir à une autre manière de choisir son compagnon.

Si j'ai appris quelque chose des femmes qui se sont confiées à moi depuis vingt ans, c'est que lorsque l'une d'elles vient se plaindre de sa contraception, tout médecin doté d'un peu de bon sens devrait se demander si elle ne se plaint pas aussi, un peu, de sa sexualité.

Je me souviens de cette patiente qui, à peine entrée, m'avait déclaré : « Je ne supporte plus d'avaler ma pilule tous les soirs avant de me mettre au lit. » Une fois assise, elle avait ajouté en soupirant : « Enfin, je ne sais pas si c'est la pilule ou me mettre au lit que je ne supporte plus. »

Je me souviens de celle qui me disait qu'elle ne voulait pas de stérilet parce qu'elle craignait que cela fasse mal à son mari. Et qui avait ajouté : « Je lui en fais voir assez comme ça… »

Et tous les médecins connaissent des patientes qui sont venues consulter de manière répétée pour des démangeaisons, des brûlures, des pertes vaginales à répétition, patientes auxquelles ils ont prescrit en vain une autre pilule, un stérilet… et dont tous les symptômes ont disparu… le jour où elles ont décidé de se séparer de leur partenaire et de vivre seules.

La sexualité des hommes n'est pas plus simple que celle des femmes. Parfois, j'ai même le sentiment qu'elle l'est encore moins. Un patient le formulait ainsi : « De toute manière, les hommes ont toujours tort. Une femme, quand elle désire un homme, c'est forcément parce qu'elle en est amoureuse. Un homme, quand il désire une femme, c'est forcément parce qu'il a envie de la violer ou de la posséder. Jamais on n'entend dire qu'un homme peut avoir des sentiments. Un homme, ça n'a que des *pulsions.* » On ne mesure pas assez à quel point certains hommes souffrent des préjugés idéologiques auxquels leurs « pulsions » les exposent. Toutes proportions gardées, ces préjugés sont superposables à ceux que les médecins exprimaient jadis en affirmant que le comportement – et donc la pensée – des femmes était conditionné par leur cycle menstruel.

J'ai reçu un jour en consultation un jeune homme qui me demandait de le dispenser de sport parce qu'il avait des érections lorsqu'il voyait ses camarades nus dans les vestiaires. Ce garçon était homosexuel et redoutait que ses camarades le rejettent. Mais j'ai aussi reçu les confidences de plusieurs autres hommes de tous les âges, qui, alors qu'ils se sentaient parfaitement bien dans leur vie personnelle, s'inquiétaient d'avoir des érections en présence d'autres femmes que leur compagne – comme si la vie en couple devait nécessairement inhiber tout autre désir.

En matière de sexualité, ce qui sépare les hommes et les femmes, ce n'est pas tant l'anatomie que le regard que chaque individu porte sur lui-même et la manière dont ce regard est nourri par les échanges avec les autres. Les femmes ont un avantage important en ce qu'elles ont la possibilité de parler de leur sexualité au travers de multiples occasions médicalisées et de phénomènes naturels – la puberté, le cycle menstruel, la contraception, la grossesse, la ménopause, etc. Elles ne trouvent pas toujours d'interlocuteur ou d'interlocutrice à la hauteur de leurs attentes, mais, au moins, elles se sont vu reconnaître le droit d'exprimer leurs attentes. Les hommes n'ont pas les mêmes occasions de parler, les mêmes prétextes pour consulter un médecin. Quand il s'agit de sexe, les motifs de consultation des hommes ne sont jamais « normaux » : les garçons qui entrent dans la puberté sont conduits chez le médecin parce qu'ils ont les mamelons gonflés, phénomène fréquent mais qui inquiète beaucoup les mères, évidemment – « Il ne va pas avoir de la poitrine, quand même ? » –, ou parce qu'ils ont de l'acné. Personne ne les fait parler de leurs éjaculations nocturnes et de leurs rêves érotiques ; personne ne leur dit qu'il n'y a pas de « fréquence quotidienne maximale à ne pas dépasser » quand ils se masturbent ; personne ne valorise leurs perceptions érotiques, alors que l'érotisme de la femme est présenté comme « idéal » – plus durable, plus complet, plus « naturel » et je ne sais quoi encore –, sans préciser cependant que cet érotisme « idéal », la majorité des femmes ne le connaissent pas car la sexualité, cela ne se construit pas dans l'absolu mais dans la réalité quotidienne. Et puis, ça se construit à deux.

Au cours d'une conférence sur le thème de la « Belle au bois dormant » à laquelle j'avais été invité par un ami sexologue, des étudiants en médecine nous firent passer des questions écrites. L'une d'elles, qui est probablement la question la plus souvent posée, était : « Quelle est la *fréquence normale des rapports sexuels* dans un couple ? » Mon ami répondit : « En vingt ans de carrière, les deux extrêmes dont j'ai eu connaissance étaient, d'une part, un couple marié depuis vingt-cinq ans, qui s'entendait très bien et qui avait eu son dernier rapport sexuel il y a treize ans ; d'autre part, un couple vivant ensemble depuis quelques mois et qui avait entre sept et dix rapports sexuels par jour, tous les jours. Ce que vous appelez la "norme" se situe probablement entre ces deux extrêmes… »

En sortant de la conférence, il me raconta ceci : un jour de consultation, il avait vu entrer un homme d'une quarantaine d'années venu confier que sa femme était frigide. Le sexologue ne pouvait pas donner le moindre avis sans que la femme soit présente, mais comme l'homme était là, il l'écouta lui expliquer que la frigidité de sa compagne était récente. Elle était apparue progressivement depuis quelques mois. À la fin de l'entretien, l'homme était soulagé d'avoir pu parler. Il sortit du cabinet pour laisser entrer un autre patient, du même âge, qui s'assit face au sexologue en disant qu'il venait le voir parce que… sa femme était frigide ! Tous les soignants redoutent la répétition dans les consultations. Le sexologue prit une grande inspiration, et invita le patient à parler. « Voilà, docteur. Quand je veux faire l'amour le matin, elle est d'accord. Le midi, quand on se retrouve au déjeuner, elle est d'accord. À cinq heures, quand on rentre du travail, elle est d'accord. Le soir, avant de dîner, elle est d'accord. Et quand on se met au lit, elle est d'accord aussi. Mais je ne comprends pas ce qui se passe, depuis quelque temps, la nuit, quand je la réveille, elle me dit qu'elle a envie de dormir… »

À PERDRE LA TÊTE

Au début du XXe siècle, atteindre l'âge de 45 ans était considéré comme une chance, passer la soixantaine comme une sorte de miracle. Contrairement à leurs parents, les membres de la génération nés après 1950 ont grandi sans la peur de mourir de maladies infectieuses. Aujourd'hui, alors que la natalité baisse, le nombre de centenaires ne cesse d'augmenter et l'on a estimé qu'il y aurait bientôt en France plus de retraités que d'actifs. Chaque semaine, les médias parlent de découvertes extraordinaires visant à éviter ou guérir des maladies graves, à retarder le vieillissement, à remplacer les organes défaillants.

Mais cela sera-t-il suffisant ? Quand on évoque devant eux la perspective de vivre plus de cent ans, la plupart des gens répondent : « D'accord, mais dans quel état ? » Alors que les maladies ne sont plus les mêmes qu'il y a vingt ou trente ans, les craintes liées au vieillissement restent identiques : « Je ne veux pas finir comme un légume… » « Je ne veux pas rester paralysé et grabataire… » « Je ne veux pas perdre la tête. » On veut bien vieillir, accepter de voir sa peau, ses os, ses articulations et son cœur se flétrir et ralentir, mais pas perdre ses esprits.

La peur de « perdre la tête », tous les médecins l'entendent énoncer au travers de symptômes qui ne sont pas du tout l'apanage de la vieillesse : l'anxiété, la dépression, les troubles du sommeil et la perte de mémoire.

La dépression est un symptôme presque aussi souvent invoqué que le « stress », cette menace fantôme qui résume à elle seule toutes les agressions de la vie. Mais se dire « stressé » signifie qu'on est sans cesse sur le qui-vive et qu'on aimerait bien se reposer, tandis que se dire « déprimé » – les médecins disent « dépressif » – signifie qu'on est triste, qu'on a envie de pleurer tout le temps, qu'on n'a plus goût à rien. Avec le stress, la dépression (l'état dépressif) est la tarte à la crème de la psychologie en médecine générale. Ce sont tous deux des non-diagnostics, des « maladies » qui n'ont de maladie que le nom. *Tout le monde* subit des agressions et y répond par un degré d'excitation plus ou moins important selon la personnalité propre, l'éducation et les conditions de vie personnelles. Cette excitation, qualifiée d'énervement ou d'anxiété, est un phénomène défensif plutôt naturel mais que la société tolère mal : les cris, les éclats, les portes qui claquent, les sautes d'humeur, la bouderie sont presque toujours considérés comme anormaux… alors qu'ils font partie de la vie. Les phases dépressives, qui peuvent survenir chez tout le monde après des événements aussi fréquents et inévitables qu'un mariage, un divorce, le décès d'un parent ou d'un ami, un licenciement, une naissance (le *baby-*

blues) ou même un déménagement, sont transitoires chez la plupart des individus. Elles peuvent être surmontées avec un peu de patience, quelques entretiens de soutien psychologique et une stimulation adéquate de la part de l'entourage.

De même, les troubles du sommeil sont rarement interprétés correctement par les médecins, qui les considèrent presque toujours comme une maladie autonome et non comme le symptôme d'un état plus profond. Dans l'esprit de tous, il y a une « norme » du sommeil comme il y a une norme de la fréquence des relations sexuelles : en dessous de huit heures par nuit, rien ne va plus. Mais beaucoup d'individus dorment moins à mesure qu'ils vieillissent. S'ils sont valides, alertes et vifs, ils se couchent plus tard, se lèvent plus tôt ou lisent au lit, ils vont se promener, ils peignent, voyagent, écrivent leurs mémoires et ne se plaignent pas d'insomnie. En revanche s'ils vivent seuls, s'ils ont du mal à se déplacer et n'aiment pas la lecture, ils s'ennuient et se morfondent dans leur lit. Plus jeune, on peut ne pas dormir pour des tas de raisons bénignes : parce qu'on est angoissé d'avoir à payer son tiers provisionnel, parce qu'un de ses enfants est en voyage dans un pays inaccessible, parce qu'on ne sait pas comment annoncer à son mari qu'on le quitte.

Mais devant quelqu'un qui se plaint d'être énervé et anxieux, insomniaque ou déprimé, les médecins français sont désarmés. Mal informés de la réalité des troubles psychologiques courants, ils réagissent souvent de manière systématique en prescrivant des médicaments. Ils voient un risque suicidaire chaque fois qu'un homme dit qu'il n'a plus de goût à rien ; ils diagnostiquent une anxiété chronique grave chaque fois qu'une patiente vient se plaindre de ne plus supporter ses enfants. Ils prescrivent alors les benzodiazépines – Valium, Tranxène, Lexomil, Témesta… – qui ont le redoutable inconvénient de provoquer une dépendance : après qu'on en a pris plusieurs semaines, l'arrêt du médicament provoque une remontée brutale de l'angoisse… et la reprise d'un, puis deux comprimés, puis de comprimés tous les jours. La législation récente a eu beau limiter à un mois la prescription des benzodiazépines, le nombre de patients ainsi dépendants ne diminue pas beaucoup. Les Français sont ainsi les champions du monde de la prise de tranquillisants. Et cela grâce à l'ignorance insondable des médecins de notre pays dans le domaine des médicaments ! L'enseignement de la thérapeutique a en effet longtemps été cantonné, en faculté, à de grandes généralités. L'internat, censé sélectionner l'élite des médecins hospitaliers, a jusqu'à une période toute récente complètement ignoré la pharmacologie et les dangers des médicaments pris au long cours. Outre les anxiolytiques, les antidépresseurs lancés à coup de campagnes publicitaires ont une cote inégalée dans le corps médical. Il est tellement plus simple et rapide de prescrire une molécule miracle que de passer une demi-heure à écouter quelqu'un vider son sac. Et pourtant, de nombreuses études scientifiques ont démontré que, à long terme, l'accompagnement psychologique est aussi efficace, moins coûteux et plus durable sur l'anxiété et les sentiments dépressifs passagers que ne le sont les médicaments.

Et pour la mémoire, vous me donnez quoi ?

C'était une des demandes les plus fréquentes de la part des personnes âgées : elles se plaignaient de perdre la mémoire, elles me demandaient de leur prescrire des gouttes pour la circulation du cerveau ou bien elles s'accrochaient à celles qu'elles prenaient depuis des années. Aujourd'hui, j'entends des patients plus jeunes, âgés de 35-40 ans, se plaindre de perdre la mémoire ou de ne plus en avoir – *moi qui me souvenais toujours de tout*. J'ai beau leur expliquer que le cerveau n'est pas un organe statique, que les souvenirs s'amoncellent différemment avec le temps – si ce n'était pas le cas, nous nous souviendrions aussi bien de ce qui a eu lieu il y a quinze ans que de ce qui s'est passé hier –, qu'on ne mémorise pas tout de la même manière, que la fatigue, les soucis, le travail interfèrent avec la mémorisation, les patients ne sont pas satisfaits. Ils craignent que cela empire et s'aggrave, que cela soit le signe annonciateur d'une maladie d'Alzheimer : « On en voit de plus en plus, je ne voudrais pas finir comme ça. »

C'est vrai, on rencontre de plus en plus de personnes atteintes de maladie d'Alzheimer. Non parce que la maladie se répand mais parce que la population vieillit. En cent ans, les générations qui mouraient jeunes de tuberculose ou de pneumonie ont laissé la place à une génération qui a connu les cancers et les maladies cardio-vasculaires. Aujourd'hui, les cancers sont dépistés de plus en plus tôt et guérissent plus fréquemment. Ne plus mourir de pneumonie, de cancer ou d'infarctus, c'est vivre plus longtemps mais aussi s'exposer, de manière très logique, aux maladies spécifiques du grand âge. Comme le disait je ne sais plus qui : « La seule façon de ne pas vieillir, c'est de mourir jeune. »

En attendant, si vous ne voulez pas trop perdre la mémoire, évitez de prendre des tranquillisants et des anxiolytiques : non seulement ils rendent dépendants mais, en plus, ils provoquent des amnésies !

Adolescence, folie et cinéma

Quand un homme étrangle sa femme en disant que des voix lui ont ordonné de le faire, personne ne dit que Dieu est à l'origine de sa folie meurtrière. Quand une femme trébuche et fait tomber son bébé par la fenêtre ouverte du quatrième étage, on n'accuse pas les architectes. Quand un homme brûle sa maison en disant vouloir en chasser les fantômes qui la hantent, on n'accuse pas Stephen King. Mais qu'un adolescent – comme ce fut le cas début juin 2002 à Nantes – poignarde une de ses camarades après avoir regardé *Scream* en boucle, voilà qu'on accuse la violence cinématographique d'en être responsable. Le simple bon sens nous dit pourtant qu'il n'en est rien. Un adolescent qui, depuis plusieurs jours, se replie sur lui-même puis finit par passer à l'acte est, manifestement, très différent des centaines de milliers de jeunes qui ont vu plusieurs fois *Scream*, ses deux suites et d'innombrables films et séries télévisées contenant des scènes d'assassinat à l'arme blanche. Si le cinéma était aussi facilement responsable de passages à l'acte que l'hystérie actuelle le laisse entendre, les collèges et les lycées seraient beaucoup plus ensanglantés qu'ils ne le sont.

Pourtant, les médias firent l'équation : *Scream* contient des scènes de meurtres au couteau, et comme les spectateurs de *Scream* sont des adolescents influençables, ces adolescents spectateurs de *Scream* sont des tueurs à l'arme blanche. Le président de la République, en pleine campagne des législatives, demanda à une philosophe de réfléchir au problème – comme si la violence n'était qu'un problème philosophique ! De même, on entendit un pédiatre, sur France Inter, recommander l'interdiction de location de cassettes de films violents aux mineurs – comme si la violence, physique ou psychologique, ne faisait pas partie de tous les films et, en premier lieu, des films pour enfants. Citez-moi une seule production Disney où il n'y ait *aucune* violence…

À l'accusation d'avoir poignardé sa camarade, le garçon « violent » aurait répondu : « Il suffit de rembobiner la cassette. » Tout le monde comprenait immédiatement que ce garçon allait mal dans sa tête : cela tombait sous le sens. On en resta pourtant à l'explication caricaturale : « C'est *Scream* le responsable. » Mais était-ce vraiment *Scream*, ou bien fallait-il aussi accuser les vidéo-clubs, qui louent à n'importe qui, les parents, qui ne surveillent pas ce que font leurs ados, le magnétoscope ou le DVD, qui permettent de se repasser les images en boucle, ou encore les deux acteurs principaux du film, David Arquette et Courtney Cox, qui sont vraiment irresponsables d'avoir remis ça par trois fois ? Et comment se fait-il, d'ailleurs, alors qu'ils sont mariés, qu'aucun des deux acteurs n'ait encore égorgé l'autre ?

À l'époque, je n'ai pas entendu de psychiatre dire, simplement, que chaque année, des dizaines d'individus de tous les âges font des bouffées délirantes. Certains sont catatoniques et cessent de se laver et de sortir ; d'autres se jettent par la fenêtre ; d'autres encore passent leur journée à frotter le plancher ; et certains, parfois, commettent un acte violent sur autrui. L'un prend une classe en otage, l'autre tire dans la foule, un autre encore poignarde une de ses camarades. Le premier est un déséquilibré, le deuxième un obsessionnel, mais le troisième, parce qu'il a 17 ans, serait une victime du cinéma ?

Les adolescents qui l'entouraient le disaient clairement : « Ça faisait un moment qu'il n'allait pas bien et ça n'a rien à voir avec *Scream.* » Mais personne ne prend au sérieux leur opinion. Un garçon qui commet un acte aussi terrible est indubitablement différent des autres jeunes gens de son âge, ce n'est ni la violence de *Scream* ni celle, tout aussi destructrice, de *Tom et Jerry* ou de *Star Wars*, qui en est responsable. Mais nous sommes encore très ignorants de ce qui peut faire basculer l'un de nos frères humains et lui faire perdre la raison au point de commettre des gestes irréparables. Nous ne savons pas non plus pourquoi des centaines d'individus de tous âges, chaque année, mettent délibérément fin à leurs jours. Si les médias sont parfois prompts à réagir de manière simplificatrice, c'est parce que tout le monde voudrait pouvoir trouver une explication simple, rapide, rassurante à ce qui reste inexplicable.

« ÉCOUTEZ LES MÉDECINS »

« *J'aime, je n'aime pas.*
Cela n'a aucune importance.
Cela, apparemment, n'a pas de sens.
Et pourtant, tout cela veut dire :
"Mon corps n'est pas le même que le vôtre." »
ROLAND BARTHES, *Roland Barthes par lui-même*.

Les corps se ressemblent mais ne sont pas identiques. Pas même ceux des jumeaux nés du même œuf. Leur apparence peut tromper mais leur vie, leur expérience, leur bagage font la différence. Enlevez à un médecin sa blouse et son stéthoscope. À quoi verra-t-on qu'il est médecin ? Pas à son attitude : la morgue et la supériorité, la bienveillance et l'attention ne sont pas l'apanage de la profession ; pas à sa manière de se tenir ou de se comporter ; pas à sa manière de marcher ou de rester en place, mais à sa manière de *parler*. Aux mots qu'il utilise. Aux termes qu'il choisit.

Comme tout le monde, j'aimerais n'avoir affaire qu'à des médecins qui savent écouter, qui prennent la peine de comprendre, qui s'efforcent d'accompagner, qui ne portent pas de jugement expéditif. Comme tout le monde, je sais qu'ils ne sont pas tous comme ça. Mais comment faire pour que les médecins nous écoutent ? Comment faire en sorte qu'ils comprennent ce que nous disons ?

De leur côté, les médecins, eux aussi, se plaignent souvent du fait que *leurs patients ne les écoutent pas.* Pour eux, « écouter son médecin » signifie lui obéir ; se conformer à ses ordonnances ; suivre ses conseils ; infléchir sa vie dans le sens qu'il indique. Mais c'est un contresens. Écouter, ce n'est pas obéir. *Écouter, c'est comprendre.*

Vous voulez que les médecins vous écoutent ? Écoutez-les, vous aussi ! Repérez, dans leurs paroles, dans leurs déclarations, ce qui vous choque, ce qui vous gêne, ce qui vous plaît, ce qui vous séduit, ce qui vous répugne, ce qui vous laisse perplexe. Ce qui a du sens et ce qui n'en a pas.

Écoutez la manière dont ils s'expriment à la radio, à la télé, dans les journaux. Écoutez-les utiliser des termes obscurs sans se demander s'ils seront compris par ceux qui les entendent. Écoutez-les faire des déclarations péremptoires comme s'ils possédaient la vérité absolue. Écoutez-les donner des conseils impossibles à suivre, promettre des résultats mirifiques. Écoutez-les menacer et tirer la sonnette d'alarme. Écoutez-les révéler sans pudeur l'état du patient célèbre qu'on vient d'hospitaliser. Écoutez-les décrire sans état d'âme et sans respect pour la famille la manière dont un alpiniste coincé sur une montagne mourra s'il n'est pas secouru. Écoutez-les et vous verrez que les médecins sont des individus comme les autres : ils ont des préjugés, des angoisses, des espoirs, des ambitions, des vanités, des trous de mémoire. Vous découvrirez, en les écoutant, que beaucoup d'entre eux sont inquiets et ont peur de « passer à côté du diagnostic » ; qu'ils redoutent plus que tout de passer pour des imbéciles ou des incompétents ; qu'ils fantasment tout autant de sauver leurs patients que de les voir mourir par leur faute ; qu'ils frémissent en pensant qu'on portera plainte contre eux. Ils ne sont pas du tout sûrs de leur savoir et de leur pouvoir et sont souvent terrorisés à l'idée qu'on puisse se rendre compte de leur impuissance. Écoutez-les et vous découvrirez que beaucoup de médecins sont méfiants et défensifs : ils redoutent les patients qui viennent les consulter pour « pas grand-chose» (en tout cas rien qui soit médical) et sont horripilés par les symptômes qui n'ont rien à voir avec ce qu'ils ont appris ; ils détestent les patients auxquels ils ne comprennent rien ; ils ne supportent pas que leurs patients sachent des choses qu'ils ne savent pas.

Les médecins ne sont pas des robots mais des êtres humains. Écoutez-les. Découvrez-les tels qu'ils sont.

Ça vous fera du bien et ça ne peut pas leur faire de mal.

ANNEXE

LE CODE DE DÉONTOLOGIE MÉDICALE

Décret n° 95-1000 du 6 septembre 1995

Portant Code de déontologie médicale

LE PREMIER MINISTRE,

Sur le rapport du garde des Sceaux, ministre de la Justice, et du ministre de la Santé publique et de l'Assurance-Maladie ;

Vu le Code de la santé publique, notamment l'article L.366 ;

Vu le Code de la Sécurité sociale ;

Vu la loi n° 66-879 du 29 novembre 1966 modifiée relative aux sociétés civiles professionnelles ;

Vu la loi n° 90-1258 du 31 décembre 1990 modifiée relative à l'exercice sous forme de sociétés des professions libérales soumises à un statut législatif ou réglementaire ou dont le titre est protégé ;

Vu le décret n° 77-636 du 14 juin 1977 pris pour l'application aux médecins de la loi n° 66-879 du 29 novembre 1966 relative aux sociétés civiles professionnelles ;

Vu le décret n° 94-680 du 3 août 1994 relatif à l'exercice en commun de la profession de médecin sous forme de société d'exercice libéral ;

Vu la délibération du Conseil national de l'Ordre des médecins du 12 février 1993 ;

Le Conseil d'État entendu,

Décrète

Article 1er. Les dispositions du présent Code s'imposent aux médecins inscrits au tableau de l'Ordre, à tout médecin exécutant un acte professionnel dans les conditions prévues à l'article L. 356-1 du Code de la santé publique ou par une convention internationale, ainsi qu'aux étudiants en médecine effectuant un remplacement ou assistant un médecin dans le cas prévu à l'article 87 du présent Code.

Conformément à l'article L.409 du Code de la santé publique, l'Ordre des médecins est chargé de veiller au respect de ces dispositions.

Les infractions à ces dispositions relèvent de la juridiction disciplinaire de l'Ordre.

TITRE I – Devoirs généraux des médecins

Article 2. Le médecin, au service de l'individu et de la santé publique, exerce sa mission dans le respect de la vie humaine, de la personne et de sa dignité. Le respect dû à la personne ne cesse pas de s'imposer après la mort.

Article 3. Le médecin doit, en toutes circonstances, respecter les principes de moralité, de probité et de dévouement indispensables à l'exercice de la médecine.

Article 4. Le secret professionnel, institué dans l'intérêt des patients, s'impose à tout médecin dans les conditions établies par la loi. Le secret couvre tout ce qui est venu à la connaissance du médecin dans l'exercice de sa profession, c'est-à-dire non seulement ce qui lui a été confié mais aussi ce qu'il a vu, entendu ou compris.

Article 5. Le médecin ne peut aliéner son indépendance professionnelle sous quelque forme que ce soit.

Article 6. Le médecin doit respecter le droit que possède toute personne de choisir librement son médecin. Il doit lui faciliter l'exercice de ce droit.

Article 7. Le médecin doit écouter, examiner, conseiller ou soigner avec la même conscience toutes les personnes quels que soient leur origine, leurs mœurs et leur situation de famille, leur appartenance ou leur non-appartenance à une ethnie, une nation ou une religion déterminée, leur handicap ou leur état de santé, leur réputation ou les sentiments qu'il peut éprouver à leur égard. Il doit leur apporter son concours en toutes circonstances. Il ne doit jamais se départir d'une attitude correcte et attentive envers la personne examinée.

Article 8. Dans les limites fixées par la loi, le médecin est libre de ses prescriptions qui seront celles qu'il estime les plus appropriées en la circonstance. Il doit, sans négliger son devoir d'assistance morale, limiter ses prescriptions et ses actes à ce qui est nécessaire à la qualité, à la sécurité et à l'efficacité des soins. Il doit tenir compte des avantages, des inconvénients et des conséquences des différentes investigations et thérapeutiques possibles.

Article 9. Tout médecin qui se trouve en présence d'un malade ou d'un blessé en péril ou, informé qu'un malade ou un blessé est en péril, doit lui porter assistance ou s'assurer qu'il reçoit les soins nécessaires.

Article 10. Un médecin amené à examiner une personne privée de liberté ou à lui donner des soins ne peut, directement ou indirectement, serait-ce par sa seule présence, favoriser ou cautionner une atteinte à l'intégrité physique ou mentale de cette personne ou à sa dignité. S'il constate que cette personne a subi des sévices ou des mauvais traitements, il doit, sous réserve de l'accord de l'intéressé, en informer l'autorité judiciaire. Toutefois, s'il s'agit des personnes mentionnées au deuxième alinéa de l'article 44, l'accord des intéressés n'est pas nécessaire.

Article 11. Tout médecin doit entretenir et perfectionner ses connaissances ; il doit prendre toutes dispositions nécessaires pour participer à des actions de formation continue. Tout médecin participe à l'évaluation des pratiques professionnelles.

Article 12. Le médecin doit apporter son concours à l'action entreprise par les autorités compétentes en vue de la protection de la santé et de l'éducation sanitaire. La collecte, l'enregistrement, le traitement et la transmission d'informations nominatives ou indirectement nominatives sont autorisés dans les conditions prévues par la loi.

Article 13. Lorsque le médecin participe à une action d'information du public de caractère éducatif et sanitaire, quel qu'en soit le moyen de diffusion, il doit ne faire état que de données confirmées, faire preuve de prudence et avoir le souci des répercussions de ses propos auprès du public. Il doit se garder à cette occasion de toute attitude publicitaire, soit personnelle, soit en faveur des organismes où il exerce ou auxquels il prête son concours, soit en faveur d'une cause qui ne soit pas d'intérêt général.

Article 14. Les médecins ne doivent pas divulguer dans les milieux médicaux un procédé nouveau de diagnostic ou de traitement insuffisamment éprouvé sans accompagner leur communication des réserves qui s'imposent. Ils ne doivent pas faire une telle divulgation dans le public non médical.

Article 15. Le médecin ne peut participer à des recherches biomédicales sur les personnes que dans les conditions prévues par la loi ; il doit s'assurer de la régularité et de la pertinence de ces recherches ainsi que de l'objectivité de leurs conclusions. Le médecin traitant qui participe à une recherche biomédicale en tant qu'investigateur doit veiller à ce que la réalisation de l'étude n'altère ni la relation de confiance qui le lie au patient ni la continuité des soins.

Article 16. La collecte de sang ainsi que les prélèvements d'organes, de tissus, de cellules ou d'autres produits du corps humain sur la personne vivante ou décédée ne peuvent être pratiqués que dans les cas et les conditions définis par la loi.

Article 17. Le médecin ne peut pratiquer un acte d'assistance médicale à la procréation que dans les cas et les conditions prévus par la loi.

Article 18. Un médecin ne peut pratiquer une interruption volontaire de grossesse que dans les cas et les conditions prévus par la loi ; il est toujours libre de s'y refuser et doit en informer l'intéressée dans les conditions et délais prévus par la loi.

Article 19. La médecine ne doit pas être pratiquée comme un commerce. Sont interdits tous procédés directs ou indirects de publicité et notamment tout aménagement ou signalisation donnant aux locaux une apparence commerciale.

Article 20. Le médecin doit veiller à l'usage qui est fait de son nom, de sa qualité ou dc ses déclarations. Il ne doit pas tolérer que les organismes, publics ou privés, où il exerce ou auxquels il prête son concours utilisent à des fins publicitaires son nom ou son activité professionnelle.

Article 21. Il est interdit aux médecins, sauf dérogations accordées dans les conditions prévues par la loi, de distribuer à des fins lucratives des remèdes, appareils ou produits présentés comme ayant un intérêt pour la santé. Il leur est interdit de délivrer des médicaments non autorisés.

Article 22. Tout partage d'honoraires entre médecins est interdit sous quelque forme que ce soit, hormis les cas prévus à l'article 94. L'acceptation, la sollicitation ou l'offre d'un partage d'honoraires, même non suivies d'effet, sont interdites.

Article 23. Tout compérage entre médecins, entre médecins et pharmaciens, auxiliaires médicaux ou toutes autres personnes physiques ou morales est interdit.

Article 24. Sont interdits au médecin : – tout acte de nature à procurer au patient un avantage matériel injustifié ou illicite ; – toute ristourne en argent ou en nature, toute commission à quelque personne que ce soit ; – en dehors des conditions fixées par l'article L.365-1 du Code de la santé publique, la sollicitation ou l'acceptation d'un avantage en nature ou en espèces, sous quelque forme que ce soit, d'une façon directe ou indirecte, pour une prescription ou un acte médical quelconque.

Article 25. Il est interdit aux médecins de dispenser des consultations, prescriptions ou avis médicaux dans des locaux commerciaux ou dans tout autre lieu où sont mis en vente des médicaments, produits ou appareils qu'ils prescrivent ou qu'ils utilisent.

Article 26. Un médecin ne peut exercer une autre activité que si un tel cumul est compatible avec l'indépendance et la dignité professionnelles et n'est pas susceptible de lui permettre de tirer profit de ses prescriptions ou de ses conseils médicaux.

Article 27. Il est interdit à un médecin qui remplit un mandat électif ou une fonction administrative d'en user pour accroître sa clientèle.

Article 28. La délivrance d'un rapport tendancieux ou d'un certificat de complaisance est interdite.

Article 29. Toute fraude, abus de cotation, indication inexacte des honoraires perçus et des actes effectués sont interdits.

Article 30. Est interdite toute facilité accordée à quiconque se livre à l'exercice illégal de la médecine.

Article 31. Tout médecin doit s'abstenir, même en dehors de l'exercice de sa profession, de tout acte de nature à déconsidérer celle-ci.

TITRE II – Devoirs envers les patients

Article 32. Dès lors qu'il a accepté de répondre à une demande, le médecin s'engage à assurer personnellement au patient des soins consciencieux, dévoués et fondés sur les données acquises de la science, en faisant appel, s'il y a lieu, à l'aide de tiers compétents.

Article 33. Le médecin doit toujours élaborer son diagnostic avec le plus grand soin, en y consacrant le temps nécessaire, en s'aidant dans toute la mesure du possible des méthodes scientifiques les mieux adaptées et, s'il y a lieu, de concours appropriés.

Article 34. Le médecin doit formuler ses prescriptions avec toute la clarté indispensable, veiller à leur compréhension par le patient et son entourage et s'efforcer d'en obtenir la bonne exécution.

Article 35. Le médecin doit à la personne qu'il examine, qu'il soigne ou qu'il conseille, une information loyale, claire et appropriée sur son état, les investigations et les soins qu'il lui propose. Tout au long de la maladie, il tient compte de la personnalité du patient dans ses explications et veille à leur compréhension. Toutefois, dans l'intérêt du malade et pour des raisons légitimes que le praticien apprécie en conscience, un malade peut être tenu dans l'ignorance d'un diagnostic ou d'un pronostic graves, sauf dans les cas où l'affection dont il est atteint expose les tiers à un risque de contamination. Un pronostic fatal ne doit être révélé qu'avec circonspection, mais les proches doivent en être prévenus, sauf exception ou si le malade a préalablement interdit cette révélation ou désigné les tiers auxquels elle doit être faite.

Article 36. Le consentement de la personne examinée ou soignée doit être recherché dans tous les cas. Lorsque le malade, en état d'exprimer sa volonté, refuse les investigations ou le traitement proposés, le médecin doit respecter ce refus après avoir informé le malade de ses conséquences. Si le malade est hors d'état d'exprimer sa volonté, le médecin ne peut intervenir sans que ses proches aient été prévenus et informés, sauf urgence ou impossibilité. Les obligations du médecin à l'égard du patient lorsque celui-ci est un mineur ou un majeur protégé sont définies à l'article 42.

Article 37. En toutes circonstances, le médecin doit s'efforcer de soulager les souffrances de son malade, l'assister moralement et éviter toute obstination déraisonnable dans les investigations ou la thérapeutique.

Article 38. Le médecin doit accompagner le mourant jusqu'à ses derniers moments, assurer par des soins et mesures appropriés la qualité d'une vie qui prend fin, sauvegarder la dignité du malade et réconforter son entourage. Il n'a pas le droit de provoquer délibérément la mort.

Article 39. Les médecins ne peuvent proposer aux malades ou à leur entourage comme salutaire ou sans danger un remède ou un procédé illusoire ou insuffisamment éprouvé. Toute pratique de charlatanisme est interdite.

Article 40. Le médecin doit s'interdire, dans les investigations et interventions qu'il pratique comme dans les thérapeutiques qu'il prescrit, de faire courir au patient un risque injustifié.

Article 41. Aucune intervention mutilante ne peut être pratiquée sans motif médical très sérieux et, sauf urgence ou impossibilité, sans information de l'intéressé et sans son consentement.

Article 42. Un médecin appelé à donner des soins à un mineur ou à un majeur protégé doit s'efforcer de prévenir ses parents ou son représentant légal et d'obtenir leur consentement. En cas d'urgence, même si ceux-ci ne peuvent être joints, le médecin doit donner les soins nécessaires. Si l'avis de l'intéressé peut être recueilli, le médecin doit en tenir compte dans toute la mesure du possible.

Article 43. Le médecin doit être le défenseur de l'enfant lorsqu'il estime que l'intérêt de sa santé est mal compris ou mal préservé par son entourage.

Article 44. Lorsqu'un médecin discerne qu'une personne auprès de laquelle il est appelé est victime de sévices ou de privations, il doit mettre en œuvre les moyens les plus adéquats pour la protéger en faisant preuve de prudence et de circonspection. S'il s'agit d'un mineur de quinze ans ou d'une personne qui n'est pas en mesure de se protéger en raison de son âge ou de son état physique ou psychique, il doit, sauf circonstances particulières qu'il apprécie en conscience, alerter les autorités judiciaires, médicales ou administratives.

Article 45. Indépendamment du dossier de suivi médical prévu par la loi, le médecin doit tenir pour chaque patient une fiche d'observation qui lui est personnelle ; cette fiche est confidentielle et comporte les éléments actualisés, nécessaires aux décisions diagnostiques et thérapeutiques. Dans tous les cas, ces documents sont conservés sous la responsabilité du médecin. Tout médecin doit, à la demande du patient ou avec son consentement, transmettre aux médecins qui participent à sa prise en charge ou à ceux qu'il entend consulter, les informations et documents utiles à la continuité des soins. Il en va de même lorsque le patient porte son choix sur un autre médecin traitant.

Article 46. Lorsque la loi prévoit qu'un patient peut avoir accès à son dossier par l'intermédiaire d'un médecin, celui-ci doit remplir cette mission d'intermédiaire en tenant compte des seuls intérêts du patient et se récuser si les siens sont en jeu.

Article 47. Quelles que soient les circonstances, la continuité des soins aux malades doit être assurée. Hors le cas d'urgence et celui où il manquerait à ses devoirs d'humanité, un médecin a le droit de refuser ses soins pour des raisons professionnelles ou personnelles. S'il se dégage de sa mission, il doit alors en avertir le patient et transmettre au médecin désigné par celui-ci les informations utiles à la poursuite des soins.

Article 48. Le médecin ne peut pas abandonner ses malades en cas de danger public, sauf sur ordre formel donné par une autorité qualifiée, conformément à la loi.

Article 49. Le médecin appelé à donner ses soins dans une famille ou une collectivité doit tout mettre en œuvre pour obtenir le respect des règles d'hygiène et de prophylaxie. Il doit informer le patient de ses responsabilités et devoirs vis-à-vis de lui-même et des tiers ainsi que des précautions qu'il doit prendre.

Article 50. Le médecin doit, sans céder à aucune demande abusive, faciliter l'obtention par le patient des avantages sociaux auxquels son état lui donne droit. À cette fin, il est autorisé, sauf opposition du patient, à communiquer au médecin-conseil nommément désigné de l'organisme de Sécurité sociale dont il dépend, ou à un autre médecin relevant d'un organisme public décidant de l'attribution d'avantages sociaux, les renseignements médicaux strictement indispensables.

Article 51. Le médecin ne doit pas s'immiscer sans raison professionnelle dans les affaires de famille ni dans la vie privée de ses patients.

Article 52. Le médecin qui aura traité une personne pendant la maladie dont elle est décédée ne pourra profiter des dispositions entre vifs et testamentaires faites par celle-ci en sa faveur pendant le cours de cette maladie que dans les cas et conditions prévus par la loi. Il ne doit pas davantage abuser de son influence pour obtenir un mandat ou contracter à titre onéreux dans des conditions qui lui seraient anormalement favorables.

Article 53. Les honoraires du médecin doivent être déterminés avec tact et mesure, en tenant compte de la réglementation en vigueur, des actes dispensés ou de circonstances particulières. Ils ne peuvent être réclamés qu'à l'occasion d'actes réellement effectués. L'avis ou le conseil dispensé à un patient par téléphone ou correspondance ne peut donner lieu à aucun honoraire. Un médecin doit répondre à toute demande d'information préalable et d'explications sur ses honoraires ou le coût d'un traitement. Il ne peut refuser un acquit des sommes perçues. Aucun mode particulier de règlement ne peut être imposé aux malades.

Article 54. Lorsque plusieurs médecins collaborent pour un examen ou un traitement, leurs notes d'honoraires doivent être personnelles et distinctes. La rémunération du ou des aides-opératoires, choisis par le praticien et travaillant sous son contrôle, est incluse dans ses honoraires.

Article 55. Le forfait pour l'efficacité d'un traitement et la demande d'une provision sont interdits en toute circonstance.

TITRE III – Rapports des médecins entre eux et avec les membres des autres professions de santé

Article 56. Les médecins doivent entretenir entre eux des rapports de bonne confraternité. Un médecin qui a un différend avec un confrère doit rechercher une conciliation, au besoin par l'intermédiaire du conseil départemental de l'Ordre. Les médecins se doivent assistance dans l'adversité.

Article 57. Le détournement ou la tentative de détournement de clientèle est interdit.

Article 58. Le médecin consulté par un malade soigné par un de ses confrères doit respecter : – l'intérêt du malade en traitant notamment toute situation d'urgence ; – le libre choix du malade qui désire s'adresser à un autre médecin. Le médecin consulté doit, avec l'accord du patient, informer le médecin traitant et lui faire part de ses constatations et décisions. En cas de refus du patient, il doit informer celui-ci des conséquences que peut entraîner son refus.

Article 59. Le médecin appelé d'urgence auprès d'un malade doit, si celui-ci doit être revu par son médecin traitant ou un autre médecin, rédiger à l'intention de son confrère un compte rendu de son intervention et de ses prescriptions qu'il remet au malade ou adresse directement à son confrère en en informant le malade. Il en conserve le double.

Article 60. Le médecin doit proposer la consultation d'un confrère dès que les circonstances l'exigent ou accepter celle qui est demandée par le malade ou son entourage. Il doit respecter le choix du malade et, sauf objection sérieuse, l'adresser ou faire appel à tout consultant en situation régulière d'exercice. S'il ne croit pas devoir donner son agrément au choix du malade, il peut se récuser. Il peut aussi conseiller de recourir à un autre consultant, comme il doit le faire à défaut de choix exprimé par le malade. À l'issue de la consultation, le consultant informe par écrit le médecin traitant de ses constatations, conclusions et éventuelles prescriptions en en avisant le patient.

Article 61. Quand les avis du consultant et du médecin traitant diffèrent profondément à la suite d'une consultation, le malade doit en être informé. Le médecin traitant est libre de cesser ses soins si l'avis du consultant prévaut auprès du malade ou de son entourage.

Article 62. Le consultant ne doit pas de sa propre initiative, au cours de la maladie ayant motivé la consultation, convoquer ou réexaminer, sauf urgence, le malade sans en informer le médecin traitant. Il ne doit pas, sauf volonté contraire du malade, poursuivre les soins exigés par l'état de celui-ci lorsque ces soins sont de la compétence du médecin traitant et il doit donner à ce dernier toutes informations nécessaires pour le suivi du patient.

Article 63. Sans préjudice des dispositions applicables aux établissements publics de santé et aux établissements privés participant au service public hospitalier, le médecin qui prend en charge un malade à l'occasion d'une hospitalisation doit en aviser le praticien désigné par le malade ou son entourage. Il doit le tenir informé des décisions essentielles auxquelles ce praticien sera associé dans toute la mesure du possible.

Article 64. Lorsque plusieurs médecins collaborent à l'examen ou au traitement d'un malade, ils doivent se tenir mutuellement informés ; chacun des praticiens assume ses responsabilités personnelles et veille à l'information du malade. Chacun des médecins peut librement refuser de prêter son concours, ou le retirer, à condition de ne pas nuire au malade et d'en avertir ses confrères.

Article 65. Un médecin ne peut se faire remplacer dans son exercice que temporairement et par un confrère inscrit au tableau de l'Ordre ou par un étudiant remplissant les conditions prévues par l'article L.359 du Code de la santé publique. Le médecin qui se fait remplacer doit en informer préalablement, sauf urgence, le conseil de l'Ordre dont il relève en indiquant les nom et qualité du remplaçant ainsi que les dates et la durée du remplacement. Le remplacement est personnel. Le médecin remplacé doit cesser toute activité médicale libérale pendant la durée du remplacement.

Article 66. Le remplacement terminé, le remplaçant doit cesser toute activité s'y rapportant et transmettre les informations nécessaires à la continuité des soins.

Article 67. Sont interdites au médecin toutes pratiques tendant à abaisser, dans un but de concurrence, le montant de ses honoraires. Il est libre de donner gratuitement ses soins.

Article 68. Dans l'intérêt des malades, les médecins doivent entretenir de bons rapports avec les membres des professions de santé. Ils doivent respecter l'indépendance professionnelle de ceux-ci et le libre choix du patient.

TITRE IV – De l'exercice de la profession

1) Règles communes à tous les modes d'exercice

Article 69. L'exercice de la médecine est personnel ; chaque médecin est responsable de ses décisions et de ses actes.

Article 70. Tout médecin est, en principe, habilité à pratiquer tous les actes de diagnostic, de prévention et de traitement. Mais il ne doit pas, sauf circonstances exceptionnelles, entreprendre ou poursuivre des soins ni formuler des prescriptions dans des domaines qui dépassent ses connaissances, son expérience et les moyens dont il dispose.

Article 71. Le médecin doit disposer, au lieu de son exercice professionnel, d'une installation convenable, de locaux adéquats pour permettre le respect du secret professionnel et de moyens techniques suffisants en rapport avec la nature des actes qu'il pratique ou de la population qu'il prend en charge. Il doit notamment veiller à la stérilisation et à la décontamination des dispositifs médicaux qu'il utilise et à l'élimination des déchets médicaux selon les procédures réglementaires. Il ne doit pas exercer sa profession dans des conditions qui puissent compromettre la qualité des soins et des actes médicaux ou la sécurité des personnes examinées. Il doit veiller à la compétence des personnes qui lui apportent leur concours.

Article 72. Le médecin doit veiller à ce que les personnes qui l'assistent dans son exercice soient instruites de leurs obligations en matière de secret professionnel et s'y conforment. Il doit veiller à ce qu'aucune atteinte ne soit portée par son entourage au secret qui s'attache à sa correspondance professionnelle.

Article 73. Le médecin doit protéger contre toute indiscrétion les documents médicaux concernant les personnes qu'il a soignées ou examinées, quels que soient le contenu et le support de ces documents. Il en va de même des informations médicales dont il peut être le détenteur. Le médecin doit faire en sorte, lorsqu'il utilise son expérience ou ses documents à des fins de publication scientifique ou d'enseignement, que l'identification des personnes ne soit pas possible. À défaut, leur accord doit être obtenu.

Article 74. L'exercice de la médecine foraine est interdit ; toutefois des dérogations peuvent être accordées par le conseil départemental de l'Ordre dans l'intérêt de la santé publique.

Article 75. Conformément à l'article L.363 du Code de la santé publique, il est interdit d'exercer la médecine sous un pseudonyme. Un médecin qui se sert d'un pseudonyme pour des activités se rattachant à sa profession est tenu d'en faire la déclaration au conseil départemental de l'Ordre.

Article 76. L'exercice de la médecine comporte normalement l'établissement par le médecin, conformément aux constatations médicales qu'il est en mesure de faire, des certificats, attestations et documents dont la production est prescrite par les textes législatifs et réglementaires. Tout certificat, ordonnance, attestation ou document délivré par un médecin doit être rédigé lisiblement en langue française et daté, permettre l'identification du praticien dont il émane et être signé par lui. Le médecin peut en remettre une traduction au patient dans la langue de celui-ci.

Article 77. Dans le cadre de la permanence des soins, c'est un devoir pour tout médecin de participer aux services de garde de jour et de nuit. Le conseil départemental de l'Ordre peut néanmoins accorder des exemptions, compte tenu de l'âge du médecin, de son état de santé et, éventuellement, de ses conditions d'exercice.

Article 78. Lorsqu'il participe à un service de garde, d'urgences ou d'astreinte, le médecin doit prendre toutes dispositions pour être joint au plus vite. Il est autorisé, pour faciliter sa mission, à apposer sur son véhicule une plaque amovible portant la mention « médecin-urgences », à l'exclusion de toute autre. Il doit la retirer dès que sa participation à l'urgence prend fin. Il doit tenir informé de son intervention le médecin habituel du patient, dans les conditions prévues à l'article 59.

Article 79. Les seules indications qu'un médecin est autorisé à mentionner sur ses feuilles d'ordonnances sont : 1) ses nom, prénoms, adresse professionnelle, numéros de téléphone et de télécopie, jours et heures de consultation ; 2) si le médecin exerce en association ou en société, les noms des médecins associés ; 3) sa situation vis-à-vis des organismes d'assurance-maladie ; 4) la qualification qui lui aura été reconnue conformément au règlement de qualification établi par l'Ordre et approuvé par le ministre chargé de la santé ; 5) ses diplômes, titres et fonctions lorsqu'ils ont été reconnus par le Conseil national de l'Ordre ; 6) la mention de l'adhésion à une société agréée prévue à l'article 64 de la loi de finances pour 1977 ; 7) ses distinctions honorifiques reconnues par la République française.

Article 80. Les seules indications qu'un médecin est autorisé à faire figurer dans les annuaires à usage du public, quel qu'en soit le support, sont : 1) ses nom, prénoms, adresse professionnelle, numéros de téléphone et de télécopie, jours et heures de consultations ; 2) sa situation vis-à-vis des organismes d'assurance-maladie ; 3) la qualification qui lui aura été reconnue conformément au règlement de qualification, les diplômes d'études spécialisées complémentaires et les capacités dont il est titulaire.

Article 81. Les seules indications qu'un médecin est autorisé à faire figurer sur une plaque à son lieu d'exercice sont ses nom, prénoms, numéro de téléphone, jours et heures de consultations, situation vis-à-vis des organismes d'assurance-maladie, diplômes, titres et qualifications reconnus conformément aux 4) et 5) de l'article 79. Une plaque peut être apposée à l'entrée de l'immeuble et une autre à la porte du cabinet ; lorsque la disposition des lieux l'impose, une signalisation intermédiaire peut être prévue. Ces indications doivent être présentées avec discrétion, conformément aux usages de la profession. Lorsque le médecin n'est pas titulaire d'un diplôme, certificat ou titre mentionné au 1°) de l'article L.356-2 du Code de la santé publique, il est tenu, dans tous les cas où il fait état de son titre ou de sa qualité de médecin, de faire figurer le lieu et l'établissement universitaire où il a obtenu le diplôme, titre ou certificat lui permettant d'exercer la médecine.

Article 82. Lors de son installation ou d'une modification de son exercice, le médecin peut faire paraître dans la presse une annonce sans caractère publicitaire dont le texte et les modalités de publication doivent être préalablement communiqués au conseil départemental de l'Ordre.

Article 83. Conformément à l'article L.462 du Code de la santé publique, l'exercice habituel de la médecine, sous quelque forme que ce soit, au sein d'une entreprise, d'une collectivité ou d'une institution ressortissant au droit privé doit, dans tous les cas, faire l'objet d'un contrat écrit. Ce contrat définit les obligations respectives des parties et doit préciser les moyens permettant aux médecins de respecter les dispositions du présent Code. Tout projet de contrat peut être communiqué au conseil départemental de l'Ordre, qui doit faire connaître ses observations dans le délai d'un mois. Toute convention ou renouvellement de convention avec un des organismes prévus au premier alinéa, en vue de l'exercice de la médecine, doit être communiqué au conseil départemental intéressé, de même que les avenants et règlements intérieurs lorsque le contrat y fait référence. Celui-ci vérifie sa conformité avec les prescriptions du présent Code ainsi que, s'il en existe, avec les clauses essentielles des contrats types établis soit par un accord entre le Conseil national et les collectivités ou institutions intéressées, soit conformément aux dispositions législatives ou réglementaires. Le médecin doit signer et remettre au conseil départemental une déclaration aux termes de laquelle il affirmera sur l'honneur qu'il n'a passé aucune contre-lettre ou avenant relatifs au contrat soumis à l'examen du Conseil.

Article 84. L'exercice habituel de la médecine, sous quelque forme que ce soit, au sein d'une administration de l'État, d'une collectivité territoriale ou d'un établissement public doit faire l'objet d'un contrat écrit, hormis les cas où le médecin a la qualité d'agent titulaire de l'État, d'une collectivité territoriale ou d'un établissement public ainsi que les cas où il est régi par des dispositions législatives ou réglementaires qui ne prévoient pas la conclusion d'un contrat. Le médecin est tenu de communiquer ce contrat à l'instance compétente de l'Ordre des médecins. Les observations que cette instance aurait à formuler sont adressées par elle à l'autorité administrative intéressée et au médecin concerné.

2) Exercice en clientèle privée

Article 85. Un médecin ne doit avoir, en principe, qu'un seul cabinet. Il y a cabinet secondaire lorsqu'un médecin reçoit en consultation de façon régulière ou habituelle des patients dans un lieu différent du cabinet principal ; la création ou le maintien d'un cabinet secondaire, sous quelque forme que ce soit, n'est possible qu'avec l'autorisation du conseil départemental de l'Ordre intéressé. Cette autorisation doit être accordée si l'éloignement d'un médecin de même discipline est préjudiciable aux malades et sous réserve que la réponse aux urgences, la qualité et la continuité des soins soient assurées. L'autorisation est donnée à titre personnel et n'est pas cessible. Elle est limitée à trois années et ne peut être renouvelée qu'après une nouvelle demande soumise à l'appréciation du conseil départemental. L'autorisation est révocable à tout moment et doit être retirée lorsque l'installation d'un médecin de même discipline est de nature à satisfaire les besoins des malades. En aucun cas, un médecin ne peut avoir plus d'un cabinet secondaire. Les dispositions du présent article ne font pas obstacle à l'application, par les sociétés civiles professionnelles de médecins et leurs membres, de l'article 50 du décret nº 77-636 du 14 juin 1977 et par les sociétés d'exercice libéral, de l'article 14 du décret nº 94-680 du 3 août

1994. Les interventions ou investigations pratiquées pour des raisons de sécurité dans un environnement médical adapté ou nécessitant l'utilisation d'un équipement matériel lourd soumis à autorisation ne constituent pas une activité en cabinet secondaire.

Article 86. Un médecin ou un étudiant qui a remplacé un de ses confrères pendant trois mois, consécutifs ou non, ne doit pas, pendant une période de deux ans, s'installer dans un cabinet où il puisse entrer en concurrence directe avec le médecin remplacé et avec les médecins qui, le cas échéant, exercent en association avec ce dernier, à moins qu'il n'y ait entre les intéressés un accord qui doit être notifié au conseil départemental. À défaut d'accord entre tous les intéressés, l'installation est soumise à l'autorisation du conseil départemental de l'Ordre.

Article 87. Il est interdit à un médecin d'employer pour son compte, dans l'exercice de sa profession, un autre médecin ou un étudiant en médecine. Toutefois, le médecin peut être assisté en cas d'afflux exceptionnel de population dans une région déterminée. Dans cette éventualité, si l'assistant est un docteur en médecine, l'autorisation fait l'objet d'une décision du conseil départemental de l'Ordre ; s'il s'agit d'un étudiant, l'autorisation est donnée par le préfet, dans les conditions définies par la loi. Dans l'un et l'autre cas, le silence gardé par le conseil départemental ou le préfet vaut autorisation implicite à l'expiration d'un délai de deux mois à compter de la date de réception de la demande. Les dispositions du présent article ne font pas obstacle à l'accomplissement de stages de formation universitaire auprès du praticien par des étudiants en médecine, dans les conditions légales.

Article 88. Par dérogation au premier alinéa de l'article 87, le médecin peut être assisté dans son exercice par un autre médecin en cas de circonstances exceptionnelles, notamment d'épidémie, ou lorsque, momentanément, son état de santé le justifie. L'autorisation est accordée à titre exceptionnel par le conseil départemental pour une durée limitée à trois mois, éventuellement renouvelable. Le silence gardé par le conseil départemental vaut autorisation implicite à l'expiration d'un délai de deux mois à compter de la date de réception soit de la demande d'autorisation, soit de la demande de renouvellement.

Article 89. Il est interdit à un médecin de faire gérer son cabinet par un confrère. Toutefois, le conseil départemental peut autoriser, pendant une période de trois mois, éventuellement renouvelable une fois, la tenue par un médecin du cabinet d'un confrère décédé.

Article 90. Un médecin ne doit pas s'installer dans un immeuble où exerce un confrère de même discipline sans l'accord de celui-ci ou sans l'autorisation du conseil départemental de l'Ordre. Cette autorisation ne peut être refusée que pour des motifs tirés d'un risque de confusion pour le public. Le silence gardé par le conseil départemental vaut autorisation tacite à l'expiration d'un délai de deux mois à compter de la date de réception de la demande.

Article 91. Toute association ou société entre médecins en vue de l'exercice de la profession doit faire l'objet d'un contrat écrit qui respecte l'indépendance professionnelle de chacun d'eux. Il en est de même dans les cas prévus aux articles 65, 87 et 88 du présent Code. Les contrats et avenants doivent être communiqués, conformément aux articles L.462 et suivants du Code de la santé publique, au conseil départemental de l'Ordre, qui vérifie leur conformité avec les principes du présent Code, ainsi que, s'il en existe, avec les clauses essentielles des contrats types établis par le Conseil national. Toute convention ou contrat de société ayant un objet professionnel entre un ou plusieurs médecins, d'une part, et un ou plusieurs membres des professions de santé, d'autre part, doit être communiqué au conseil départemental de l'Ordre des médecins. Celui-ci le transmet avec son avis au Conseil national, qui examine si le contrat est compatible avec les lois en vigueur, avec le Code de déontologie et notamment avec l'indépendance des médecins. Les projets de convention ou de contrat établis en vue de l'application du présent article peuvent être communiqués au conseil départemental de l'Ordre, qui doit faire connaître ses observations dans le délai d'un mois. Le médecin doit signer et remettre au conseil départemental une déclaration aux termes de laquelle il affirme sur l'honneur qu'il n'a passé aucune contre-lettre ou avenant relatifs au contrat soumis à l'examen du conseil.

Article 92. Un médecin ne peut accepter que dans le contrat qui le lie à l'établissement de santé où il est appelé à exercer figure une clause qui, en faisant dépendre sa rémunération ou la durée de son engagement de critères liés à la rentabilité de l'établissement, aurait pour conséquence de porter atteinte à l'indépendance de ses décisions ou à la qualité de ses soins.

Article 93. Dans les cabinets regroupant plusieurs praticiens exerçant en commun, quel qu'en soit le statut juridique, l'exercice de la médecine doit rester personnel. Chaque praticien garde son indépendance professionnelle. Le libre choix du médecin par le malade doit être respecté. Sans préjudice des dispositions particulières aux sociétés civiles professionnelles ou aux sociétés d'exercice libéral, lorsque plusieurs médecins associés exercent en des lieux différents, chacun d'eux doit, hormis les urgences et les gardes, ne donner des consultations que dans son propre cabinet. Il en va de même en cas de remplacement mutuel et régulier des médecins au sein de l'association. Le médecin peut utiliser des documents à en-tête commun de l'association ou de la société d'exercice dont il est membre. Le signataire doit être identifiable et son adresse mentionnée.

Article 94. Dans les associations de médecins et les cabinets de groupe, tout versement, acceptation ou partage de sommes d'argent entre praticiens est interdit, sauf si les médecins associés pratiquent tous la médecine générale, ou s'ils sont tous spécialistes de la même discipline, et sous réserve des dispositions particulières relatives aux sociétés civiles professionnelles et aux sociétés d'exercice libéral.

3) Exercice salarié de la médecine

Article 95. Le fait pour un médecin d'être lié dans son exercice professionnel par un contrat ou un statut à une administration, une collectivité ou tout autre organisme public ou privé n'enlève rien à ses devoirs professionnels et, en particulier, à ses obligations concernant le secret professionnel et l'indépendance de ses décisions. En aucune circonstance, le médecin ne peut accepter de limitation à son indépendance dans son exercice médical de la part de l'entreprise ou de l'organisme qui l'emploie. Il doit toujours agir, en priorité, dans l'intérêt de la santé publique et dans l'intérêt des personnes et de leur sécurité au sein des entreprises ou des collectivités où il exerce.

Article 96. Sous réserve des dispositions applicables aux établissements de santé, les dossiers médicaux sont conservés sous la responsabilité du médecin qui les a établis.

Article 97. Un médecin salarié ne peut, en aucun cas, accepter une rémunération fondée sur des normes de productivité, de rendement horaire ou toute autre disposition qui auraient pour conséquence une limitation ou un abandon de son indépendance ou une atteinte à la qualité des soins.

Article 98. Les médecins qui exercent dans un service privé ou public de soins ou de prévention ne peuvent user de leur fonction pour accroître leur clientèle.

Article 99. Sauf cas d'urgence ou prévu par la loi, un médecin qui assure un service de médecine préventive pour le compte d'une collectivité n'a pas le droit d'y donner des soins curatifs. Il doit adresser la personne qu'il a reconnue malade au médecin traitant ou à tout autre médecin désigné par celle-ci.

4) Exercice de la médecine de contrôle

Article 100. Un médecin exerçant la médecine de contrôle ne peut être à la fois médecin de prévention ou, sauf urgence, médecin traitant d'une même personne. Cette interdiction s'étend aux membres de la famille du malade vivant avec lui et, si le médecin exerce au sein d'une collectivité, aux membres de celle-ci.

Article 101. Lorsqu'il est investi de sa mission, le médecin de contrôle doit se récuser s'il estime que les questions qui lui sont posées sont étrangères à la technique proprement médicale, à ses connaissances, à ses possibilités ou qu'elles l'exposeraient à contrevenir aux dispositions du présent Code.

Article 102. Le médecin de contrôle doit informer la personne qu'il va examiner de sa mission et du cadre juridique où elle s'exerce, et s'y limiter. Il doit être très circonspect dans ses propos et s'interdire toute révélation ou commentaire. Il doit être parfaitement objectif dans ses conclusions.

Article 103. Sauf dispositions contraires prévues par la loi, le médecin chargé du contrôle ne doit pas s'immiscer dans le traitement ni le modifier. Si, à l'occasion d'un examen, il se trouve en désaccord avec le médecin traitant sur le diagnostic, le pronostic ou s'il lui apparaît qu'un élément important et utile à la conduite du traitement semble avoir échappé à son confrère, il doit le lui signaler personnellement. En cas de difficultés à ce sujet, il peut en faire part au conseil départemental de l'Ordre.

Article 104. Le médecin chargé du contrôle est tenu au secret envers l'administration ou l'organisme qui fait appel à ses services. Il ne peut et ne doit lui fournir que ses conclusions sur le plan administratif, sans indiquer les raisons d'ordre médical qui les motivent. Les renseignements médicaux nominatifs ou indirectement nominatifs contenus dans les dossiers établis par ce médecin ne peuvent être communiqués ni aux personnes étrangères au service médical ni à un autre organisme.

5) Exercice de la médecine d'expertise

Article 105. Nul ne peut être à la fois médecin expert et médecin traitant d'un même malade. Un médecin ne doit pas accepter une mission d'expertise dans laquelle sont en jeu ses propres intérêts, ceux d'un de ses patients, d'un de ses proches, d'un de ses amis ou d'un groupement qui fait habituellement appel à ses services.

Article 106. Lorsqu'il est investi d'une mission, le médecin expert doit se récuser s'il estime que les questions qui lui sont posées sont étrangères à la technique proprement médicale, à ses connaissances, à ses possibilités ou qu'elles l'exposeraient à contrevenir aux dispositions du présent Code.

Article 107. Le médecin expert doit, avant d'entreprendre toute opération d'expertise, informer la personne qu'il doit examiner de sa mission et du cadre juridique dans lequel son avis est demandé.

Article 108. Dans la rédaction de son rapport, le médecin expert ne doit révéler que les éléments de nature à apporter la réponse aux questions posées. Hors de ces limites, il doit taire tout ce qu'il a pu connaître à l'occasion de cette expertise. Il doit attester qu'il a accompli personnellement sa mission.

TITRE V – Dispositions diverses

Article 109. Tout médecin, lors de son inscription au tableau, doit affirmer devant le conseil départemental de l'Ordre qu'il a eu connaissance du présent Code et s'engager sous serment et par écrit à le respecter.

Article 110. Toute déclaration volontairement inexacte ou incomplète faite au conseil de l'Ordre par un médecin peut donner lieu à des poursuites disciplinaires.

Article 111. Tout médecin qui modifie ses conditions d'exercice ou cesse d'exercer est tenu d'en avertir le conseil départemental. Celui-ci prend acte de ces modifications et en informe le Conseil national.

Article 112. Toutes les décisions prises par l'Ordre des médecins en application du présent Code doivent être motivées. Celles de ces décisions qui sont prises par les conseils départementaux peuvent être réformées ou annulées par le Conseil national soit d'office, soit à la demande des intéressés ; celle-ci doit être présentée dans les deux mois de la notification de la décision. Le décret n° 79-506 du 28 juin 1979 est abrogé. Le garde des Sceaux, ministre de la Justice, et le ministre de la Santé publique et de l'Assurance-Maladie sont chargés, chacun en ce qui le concerne, de l'exécution du présent décret, qui sera publié au *Journal officiel* de la République française.

Fait à Paris, le 6 septembre 1995, par le Premier ministre,
Alain Juppé
Le ministre de la Santé publique et de l'Assurance-Maladie,
Élisabeth Hubert
Le garde des Sceaux, ministre de la Justice, Jacques Toubon.

Du même auteur

La Vacation, P.O.L, 1989

La Maladie de Sachs, P.O.L, 1998

En soignant, en écrivant, Indigène, 2000 ; J'ai lu, 2001

Contraceptions mode d'emploi, Au diable Vauvert, 2001

Touche pas à mes deux seins, Baleine, Le Poulpe, 2001

Le Corps en suspens, sur des photographies d'Henri Zerdoun, Zulma, 2002

Légendes, P.O.L, 2002

Les Miroirs de la vie, histoire des séries américaines, Le Passage, 2002